ESSAI

SUR QUELQUES CAS

D'HÉPATITE SUPPURÉE

DE NOS CLIMATS

PAR

Alfred DUBAIN,

Docteur en médecine de la Faculté de Paris,
Élève des hôpitaux de Paris.

<hr>

PARIS

P. ASSELIN, LIBRAIRE DE LA FACULTÉ DE MÉDECINE,

Place de l'Ecole-de-Médecine.

1876

ESSAI

SUR QUELQUES CAS

D'HÉPATITE SUPPURÉE

DE NOS CLIMATS

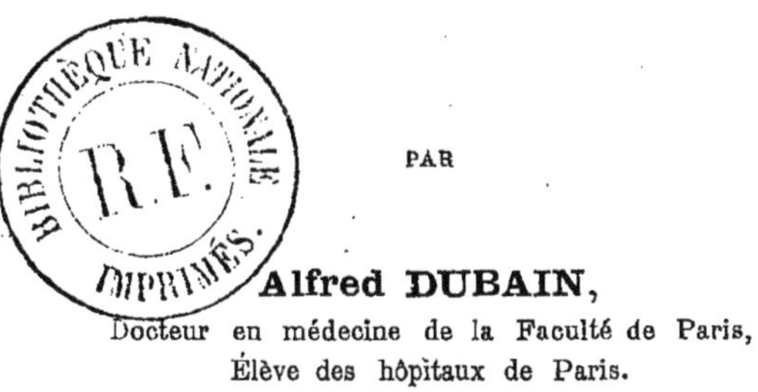

PAR

Alfred DUBAIN,

Docteur en médecine de la Faculté de Paris,
Élève des hôpitaux de Paris.

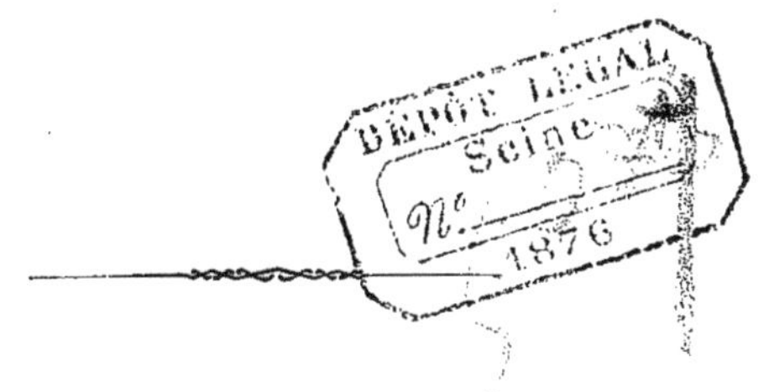

PARIS

P. ASSELIN, LIBRAIRE DE LA FACULTÉ DE MÉDECINE,

Place de l'Ecole-de-Médecine.

—

1876

ESSAI

SUR QUELQUES CAS

D'HÉPATITE SUPPURÉE

DE NOS CLIMATS

INTRODUCTION.

L'étude des maladies du foie et de l'hépatite en particulier a, de tout temps, présenté de sérieux obstacles à ceux qui ont voulu l'aborder. Ces obstacles tiennent notamment à la pénurie des cas soumis à l'observation et surtout aux difficultés, quelquefois insurmontables, du diagnostic. Du reste, voici comment s'exprime M. Gallard (1) à ce sujet : « Si la pathologie hépatique n'a pas atteint le même degré de précision et d'exactitude que celui auquel est arrivée l'étude des maladies de certains autres organes profondément situés, celle du cœur et du poumon, par exemple, c'est que plusieurs circonstances ont contribué à la maintenir dans l'obscurité.

(1) *Union médicale*, 1871-1872. Cliniques faites à l'hôpital de la Pitié.

« La principale de ces circonstances résulte de la difficulté réelle que l'on éprouve à établir anatomiquement les relations qui existent entre les symptômes observés pendant la vie et les altérations organiques qui coïncident avec ces symptômes. Cette difficulté, déjà signalée par Ferrus et Bérard, a aussi été indiquée par Haspel, qui a si puissamment contribué à éclaircir l'histoire de l'inflammation du tissu hépatique.

« D'autre part, lorsqu'il s'agit des maladies du foie, nous n'avons à notre disposition qu'une faible partie des moyens d'exploration que la science du xix° siècle a mis à notre disposition. Avec la palpation, la percussion seule peut nous venir en aide ; mais, si elle nous rend compte des moindres variations de volume que subit le foie, elle ne nous permet pas de reconnaître les phénomènes qui s'accomplissent dans la trame de la substance hépatique, comme le fait l'auscultation pour ceux qui se passent au centre du poumon et du cœur. Si nous pouvons constater les qualités physiques et chimiques de l'urine, par exemple, en analysant ce liquide, et conclure des résultats obtenus au mode de fonctionnement du rein, il nous est tout à fait impossible de procéder de la même façon pour l'examen de la bile, dont les modifications et les altérations nous seraient cependant d'un si grand secours pour nous permettre d'apprécier les troubles physiologiques du foie. »

Aussi, ces difficultés étant données, ce n'est pas sans une crainte bien légitime que nous avons abordé l'étude de l'hépatite spontanée.

Pendant notre séjour à l'hôpital Saint-Antoine, nous avons eu l'occasion d'observer, dans le service de M. Brouardel, chez une femme dont nous avons fait l'autopsie, un cas d'*hépatite spontanée*, terminée par suppuration. M. Brouardel nous suggéra alors l'idée de faire une thèse sur ce sujet. Nous saisirons cette occasion pour remercier publiquement notre excellent maître des conseils qu'il nous a toujours prodigués et de la bienveillance avec laquelle il était toujours prêt à nous fournir les renseignements que nous sollicitions.

Les débuts de nos recherches furent infructueux et nous laissèrent dans un complet découragement. Néanmoins, après de nouvelles tentatives, il nous fut possible de rassembler un certain nombre d'observations analogues à la nôtre. Il nous était permis dès lors de traiter notre sujet dans les limites que nous nous étions tracées ; car notre intention ne pouvait être, dans l'état actuel de la science, de faire l'histoire complète de l'hépatite spontanée. Plus tard, nous l'espérons, d'autres entreprendront cette tâche avec plus d'expérience et d'autorité.

HISTORIQUE.

Sous le titre d'inflammation hépatique, les anciens médecins comprenaient tout un groupe de désordres fonctionnels dont la base anatomique n'était qu'imparfaitement connue et déterminée. De là résultait une grande confusion dans les idées, car on y réunissait par une dénomination commune bien des sujets distincts. Enfin, au XVIIe siècle, l'anatomie pathologique, devenue florissante, vint fournir une base sur laquelle l'observation clinique put élever un édifice plus solide. Toutefois, pendant longtemps encore, les médecins continuèrent de donner le nom d'hépatite (*hepatitis* de Bianchi) à un groupe de symptômes qui est loin d'indiquer toujours l'existence d'une inflammation du foie. Les recherches anatomiques continuèrent toujours. Les lésions les plus vulgaires ont été déterminées d'abord ; la description des abcès du foie a été faite par Dodonæus, Bartholin, Baillou, Guy-Patin, Bonet, Valvalsa, etc. Morgagni avait déjà rassemblé une série d'observations d'où ressortaient d'intéressantes considéra-tions sur la route suivie par les abcès pour s'ouvrir, sur les symptômes dont ils s'accompagnaient, etc. Portal (1), un des premiers, décrit d'une façon complète l'inflammation du foie ; il indique très-bien les principaux symptômes et insiste sur la fièvre, qu'il regarde comme caractéristique dans cette affec-tion : « L'inflammation survient plus facilement et est plus intense dans quelques personnes que dans d'autres, dit-il, » ce qu'il attribue à la nature du sang ou des autres humeurs, ou à d'autres causes particulières, relatives souvent à la dis-position des sujets.

Avec le temps, on apprit à distinguer les affections inflam-matoires des conduits biliaires, de la capsule de Glisson, celles surtout des vaisseaux du foie d'avec celles du parenchyme glandulaire. On fut ainsi amené à conclure que l'inflamma-tion du foie était moins fréquente que ne le faisait supposer les diagnostics portés au lit des malades.

L'inflammation vraie du foie, celle qui conduit à la suppu-ration, assez rare dans nos climats, n'a [été étudiée que par quelques auteurs ; aussi nous en trouvons seulement un nom-bre d'observations relativement très-faible dans les ouvrages d'Abercrombie, de Louis (2) et d'Andral (3). Cette affection est beaucoup plus fréquente dans les régions tropicales ; aussi sommes-nous redevables aux médecins qui ont séjourné dans ces contrées des meilleurs travaux qui existent sur l'hépatite suppurée. Parmi ces ouvrages, nous citerons ceux d'Annesley,

(1) Des maladies du foie. Paris, 1813.
(2) Recherches anat. et pathol. sur diverses maladies.
(3) Clinique médicale. Paris, 1834, t. II.

de Cambay (1), de Haspel (2), de Dutrouleau (3), Catteloup (4), de Charles Morehead (5).

Depuis les travaux de Louis et Andral, on a eu l'occasion d'observer en France des cas d'hépatite suppurée, soit chez des individus rentrés dans le pays, soit chez des malades qui n'avaient jamais voyagé. Monneret (6), le premier, insiste sur les formes variées de l'hépatite. Pour lui, il y a une congestion inflammatoire qui se rapproche comme signe de l'hépatite et qui, cependant, n'est pas l'hépatite proprement dite. Elle se termine le plus souvent par résolution ; quelquefois cependant, après plusieurs poussées congestives, elle aboutit à l'hépatite franche. Dans leur Traité de pathologie interne, MM. Hardy et Béhier ont divisé l'hépatite en diffuse et circonscrite, et les ont décrites d'une façon tout à fait magistrale.

Frerichs (7) donne aussi une description très-nette de l'hépatite et, en particulier, de l'hépatite partielle.

Aujourd'hui, la marche de l'inflammation du foie, quoique bien décrite dans tous les ouvrages classiques, ne laisse pas que de présenter bien des lacunes. Dans ce travail, nous désirons attirer l'attention des observateurs sur un genre d'hépatite tout particulier et à marche très-caractéristique.

(1) Traité de la dysentérie des pays chauds. Paris, 1847.

(2) Maladies de l'Algérie. Paris, t. II, 1852.

(3) Mémoires sur l'hépatite des pays chauds et les abcès du foie. Paris, 1856.

(4) Des maladies du foie en Algérie. Paris, 1845.

(5) Clinical researches on disease in India. London, t. II, 1856.

6) Pathologie interne. *Revue médico-chirurgicale*, janvier 1849. *Archives de médecine*, 1859-52-54-61. *Gazette médicale*, 1861-62. Recherches cliniques sur quelques maladies du foie.

(7) Maladies du foie.

M. Sergent (1), auquel nous emprunterons plusieurs observations, avait déjà, dans sa thèse inaugurale, étudié cette question.

DIVISION.

Notre travail comprendra donc deux parties. Dans la première, nous rapporterons en bloc les observations que nous avons pu rassembler. Dans la seconde, nous en donnerons une analyse méthodique qui comprendra, d'après les observations, la symptomatologie, la marche, etc,.., le diagnostic, le pronostic, l'étiologie et le traitement, et nous terminerons par quelques mots de conclusion.

(1) Thèse de Paris, 1862.

PREMIÈRE PARTIE

Observations.

Obs. I. — Observation de M. Descroizilles, insérée dans les bulletins
de la Société anatomique de Paris, 1861.

D... (Alexandrine), âgée de 13 ans 1/2, est entrée le 20 novembre dernier, dans le service de M. Roger à l'hôpital des Enfants, salle Sainte-Geneviève, n° 16.

Cette enfant est grande et bien constituée; elle a toujours vécu dans le pays où elle est née, aux environs de Chartres. Elle présente à son entrée à l'hôpital, un état fébrile intense joint à une prostration des plus prononcées, ce qui rend ses réponses incomplètes et lentes. Elle prétend être, en général, bien portante et ne se rappelle pas avoir été jamais sérieusement malade; cependant, elle aurait eu, il y a deux ans, un assez grand nombre d'accès de fièvre, et le sulfate de quinine aurait été, à son dire, employé à cette occasion; cependant, elle ne serait restée au lit que peu de jours. C'est depuis une semaine seulement qu'elle a cessé d'être dans son état normal, et, pendant cette semaine, elle n'a éprouvé autre chose que des prodromes fébriles, sans caractère spécial, et n'a été alitée que depuis trois jours; elle est arrivée à Paris seulement le matin pour entrer immédiatement à l'hôpital.

Le 20 novembre, jour de son arrivée, nous la trouvons à la visite du soir avec une fièvre très-marquée (125 pulsations), la peau chaude et sèche, la face injectée, les yeux brillants, la-langue collante; l'appétit a disparu, la soif est vive; il y a un peu de diarrhée depuis trois jours. A l'auscultation, nous constatons quelques râles sibilants. Le malade tousse sans cracher, elle pâlit d'une façon évidente lorsqu'on la fait asseoir; elle se plaint d'une céphalalgie violente; mais, jusqu'à présent, elle n'a pas eu d'épistaxis. La paroi abdominale est un peu tendue et douloureuse; le foie et la rate percutés n'ont que des dimensions moyennes ; on ne découvre pas de taches lenticulaires.

Du 21 au 25 novembre 1875. Persistance de l'état fébrile, sans aggravation apparente.

A partir du 24, on constate que l'accélération du pouls est beaucoup plus considérable le soir que le matin. La différence est de près de quarante pulsations.

Du 26 au 28. L'intermittence semble se prononcer de plus en plus. Le pouls, qui est à moins de 100 le matin, atteint le soir, vers six heures, près de 150. A ce moment de la journée, la face est turgescente, la peau couverte de sueur, et, à chaque fois, la malade signale l'existence de douleurs lombaires, de pandiculations, de sensations de courbature qui se sont manifestées vers trois heures de l'après-midi et ont été suivies de violents frissons qui ont duré près d'une heure. D'ailleurs, l'état général et local n'a pas changé. La langue est toujours sèche, le ventre un peu ballonné et sensible à la pression ; il y a toujours un peu de diarrhée ; la rate n'est pas plus développée qu'au moment du premier examen ; le foie ne dépasse pas le rebord costal ; le thorax est toujours le siége de râles sibilants et plus généralisés qu'au moment de l'entrée de la malade. Jusqu'à présent, la médication ne s'est composée que d'eau de Sedlitz à deux reprises, de limonade pour boisson et de julep diacodé le soir.

Du 1er au 30 décembre. Même état que les jours précédents ; l'intermittence est encore marquée : on prescrit du sulfate de quinine, 40 puis 50 centigrammes.

Du 4 au 8. La surexcitation fébrile s'est reproduite chaque soir à la même heure avec le même ensemble symptomatologique. Le sulfate de quinine a été donné six fois de suite sans aucun résultat. Le 4, la malade a signalé l'existence dans le côté droit d'une violente douleur qui s'est subitement manifestée dans l'après-midi. Cette douleur occupait la région hépatique, la paroi thoracique ; elle s'étendait en bas jusqu'à l'articulation de la hanche, et le siége de son maximum d'intensité n'a pu être déterminé. Elle a persisté pendant près de deux heures et a cessé au moment où s'est produite l'accélération du pouls, accompagnée de chaleur et de sueur qui se renouvelle chaque jour.

Les jours suivants, la douleur s'est manifestée de nouveau avec moins de violence que le 4 décembre ; mais, à partir du 6, elle n'a plus disparu complètement, et elle est devenue en même temps plus supportable.

Du 9 au 12. Les accès fébriles sont un peu moins intenses, et ils ont lieu une heure ou deux plus tôt que les premiers jours. L'accélération ne dépasse pas 130 pulsations. La malade, d'ailleurs, semble s'affaiblir ; elle se plaint constamment du côté droit, depuis l'articulation coxo-fémorale jusqu'à la partie moyenne de la paroi thoracique ; la glande hépatique ne donne pas à la percussion une matité plus considérable que par le passé ; la rate conserve aussi ses dimensions normales. La diarrhée continue ; elle est, du reste, peu intense. La toux est de plus en plus fréquente, toujours sèche. Les râles sibilants, mêlés de quelques râles humides, à bulles moyennes, occupent maintenant les deux côtés de la poitrine presque dans toute leur hauteur. L'intelligence est intacte ; il n'y a pas de délire à proprement parler ; mais la malade est plongée pendant une bonne partie de la journée dans une sorte de demi-sommeil, interrompu par des rêvasseries fréquentes. On a suspendu le 10 l'usage du sulfate de quinine.

Le 13 décembre, nouvelle crise violente de douleurs dans les mêmes points. Le 14 et le 15, la crise se renouvelle à deux reprises ; chaque jour, la région hépatique est devenue le siége d'une sensibilité plus marquée qui rend la palpation très-difficile. La matité de l'organe hépatique semble dépasser d'un centimètre environ le rebord costal ; elle s'élève jusqu'au mamelon. La diarrhée augmente ; il y a eu, le 14, un vomissement bilieux ; les forces baissent de jour en jour. L'intelligence n'est plus nette. Il y a maintenant, en outre, une excessive dyspnée avec accélération des mouvements du thorax (36 à 40 par minute). Le pouls, très-petit, bat maintenant à 140, presque sans accélération le jour.

Du 16 au 20. Aggravation rapide, persistance de la douleur dans les mêmes régions, sans nouvelle crise ; diarrhée abondante. Les vomissements se sont reproduits deux fois le 17 ; dyspnée de plus en plus forte. Les mouvements du thorax sont au nombre de près de 50 ; râles humides et sibilants dans toute la poitrine, ventre peu développé, mais douloureux. La matité hépatique ne s'étend pas davantage, mais la sensibilité de la région est de plus en plus vive. Une légère teinte ictérique s'est produite à partir du 18 ; délire continuel, peu violent du reste. Pouls à 140 ou 150, très-petit. Peau moite, température modérée ; face pâle et amaigrie ; pupilles contractiles, yeux éteints.

Le 21, diarrhée colliquative, délire plus violent, pâleur extrême de la face. Mort dans la matinée du 22.

A l'autopsie, l'on trouva le tube intestinal sain, dépourvu de toute espèce de lésion des follicules agminés ou isolés ; la rate normale, comme consistance et comme volume ; l'appareil urinaire aussi exempt de toute altération. Le foie, au contraire, était plus lourd, plus volumineux qu'à l'état normal, par rapport à l'âge du sujet, car il avait 22 centimètres transversalement, 15 d'avant en arrière et 9 de haut en bas. Nous découvrîmes dans l'intérieur de la glande cinq abcès à parois irrégulières, ramollies, d'un rouge sombre ; le plus considérable, situé près de l'extrémité droite, avait le volume d'une grosse noix ; les trois autres, plus rapprochés de la face convexe que de la face concave et à peu près vers la partie moyenne du diamètre transverse, offraient des dimensions un peu moins considérables ; enfin le dernier, situé près de l'extrémité gauche, n'excédait guère le volume d'un pois. Le tissu de l'organe était un peu ramolli et très-rouge dans tous ses points. Il nous fut impossible de trouver aucune altération des veines du bassin, et nous ne pûmes examiner les veines des membres. Quant aux poumons, ils étaient l'un et l'autre le siége d'une congestion très-intense, mais ne renfermaient aucune granulation tuberculeuse. L'encéphale n'a pas été examiné.

Obs. II. — Observation empruntée à la thèse de M. Sergent (1).

D.., Adèle, âgée de 49 ans, concierge, entrée le 17 mars 1861, salle Sainte-Marie (hôpital Lariboisière, service de M. Oulmont) jouissait habituellement d'une bonne santé ; elle n'eut jamais de maladies sérieuses. Elle fut prise, il y a quinze jours, de coliques vives et précédées d'un frisson intense, revenant vers les cinq heures du soir. Ces coliques siégeaient dans l'hypogastre et la région ombilicale et, étaient suivies immédiatement de selles abondantes. L'appétit et les forces étaient perdus, mais pas de vomissements. Vers le deuxième jour, les coliques et la diarrhée disparurent, tandis que les frissons revinrent périodiquement tous les jours. On pensa alors à une fièvre intermittente. Plus tard d'autres symptômes vinrent éclairer le diagnostic.

A la visite du 18 mars, la face est pâle ; elle présente une coloration subictérique, plus marquée sur les conjonctives et existant déjà depuis cinq jours. Une douleur sourde, augmentée par la percussion, siége à l'hypochondre droit et à l'épigastre. Le foie est plus volumineux qu'à l'état normal ; il dépasse le rebord des fausses côtes d'un travers de doigt, couvre en partie la

(1) Thèse inaugurale, 1862. Paris.

face antérieure de l'estomac et s'avance jusqu'à la rate. Absence de selles depuis deux jours.

Hier soir, il y eut un frisson intense pendant une demi-heure.
La peau est chaude, sudorale ; le pouls développé et résistant, bat 84 pulsaions. La bouche est mauvaise ; la langue est rouge à sa pointe et sur ses bords, jaunâtre au milieu ; anorexie, constipation.

Le 19 mars. Ictère plus prononcé ; moiteur et accélération du pouls, 90 pulsations. Même douleur à l'hypochondre, même augmentation de volume du foie. A sept heures le soir, frisson très-violent ; insomnie, constipation.

Le 20. Ictère très-marqué sur tout le corps ; deux selles composées de matières grisâtres. Douleur de l'hypochondre plus intense ; le foie dépasse le bord des fausses côtes de deux travers de doigt.

Frisson de trois quarts d'heure ; peau chaude, langue jaune et sèche, dyspnée.

Le 21. Le foie s'avance jusqu'à l'ombilic et déborde les côtes de trois travers de doigt. Douleur persistante ; aggravation dans l'état général ; pouls petit, fréquent, 105 pulsations ; langue sèche et noirâtre ; dyspnée.

Le 22. Ictère foncé, de couleur noire ; frisson intense, à trois reprises dans l'après-midi ; bouche et langue sèches, dents fuligineuses. Douleur beaucoup plus vive occupant l'hypochondre et toute la région épigastrique ; pouls petit, dépressible ; prostration extrême.

Le 23. Abdomen développé et tendu ; douleur très-intense aux régions de 'hypochondre gauche et ombilicale. Dans la journée trois vomissements de matières porracées. Pouls insensible. Etat désespérant.

Le 24. Le malade succombe à deux heures du matin.

Autopsie : Le foie occupe l'épigastre et une grande partie de la région ombilicale, s'avance dans l'hypochondre gauche, descend dans le flanc droit jusqu'à trois travers de doigt de la crête iliaque. Il offre à sa surface convexe les empreintes des côtes et de fausses membranes de date récente ; il présente une coloration d'un rouge foncé, violacé, dans toute son étendue. Le côlon transverse et le paquet d'intestins grêlés, sur lesquels repose le foie, sont le siége d'une inflammation vive et sont recouverts de fausses membranes ; il existe un léger épanchement séro-purulent. Le foie étant complètement relevé, on observe à sa face inférieure, à droite du lobe de Spigel, le foyer d'un abcès creusé dans la substance hépatique, très-ramollie en ce point. Cet abcès est ouvert largement dans le péritoine ; il a le volume d'un œuf de poule et contient un pus blanc et rougeâtre, bien lié. Dans l'épaisseur du lobe droit, on voit, disséminés, cinq petits abcès de la grosseur d'une noisette à celle d'une noix, remplis de pus bien formé.

Les intestins sont distendus par des gaz et n'offrent aucune lésion à noter. La muqueuse du duodénum est légèrement rosée ; celle de l'estomac, même aspect.

On ne trouve rien dans les autres cavités splanchniques.

Obs. III. — Hépatite suppurée, péritonite générale; mort et autopsie.

La nommée X..., âgée de 52 ans, domestique, entre salle Sainte-Marie, n° 26, le 6 décembre 1858 (hôpital Lariboisière, service de M. Oulmont).

Cette femme est bien constituée et jouit habituellement d'une santé excellente. Il y a trois jours, est survenue pour la première fois une douleur en ceinture avec fièvre et frissons.

Depuis deux jours, douleur ou point de côté sous les côtes droites ; elle revient par accès et plusieurs fois par jour.

État actuel : Figure très-colorée, sclérotiques jaunâtres. La malade fait entendre de petits gémissements, se plaint d'une douleur dans l'hypochondre droit, de courbature, de faiblesse.

Cette douleur qui occupe la partie supérieure du flanc droit, est exaspérée par la toux et les fortes inspirations. La percussion et l'auscultation ne démontrent rien dans la cavité thoracique.

Le foie dépasse le rebord costal de deux travers de doigt ; au-dessous des fausses côtes droites, profondément, on trouve une tumeur arrondie, lisse, donnant la sensation d'un gros kyste, que l'on déplace assez facilement. Il n'y a pas de collision hydatique. La douleur s'irradie un peu en dehors et vers le bas-ventre ; l'abdomen n'est ni développé, ni sensible, la miction est facile ; les urines sont normales ; selles naturelles.

Le pouls est développé, fréquent ; peau chaude.

Le 7. Même état. Langue sèche, rien au thorax ni en avant, ni en arrière.

Le 8. Même état. Aucun soulagement. Sensibilité de la région hépatique à la percussion. Pouls petit, ondulant, fréquent (108 pulsations); peau froide, langue sèche, figure très-abattue. Il est impossible de sentir la tumeur, à cause de la résistance du côté droit, qui est tendu et sonore.

Le 9. Facies très-altéré, yeux excavés ; voix éteinte, langue fuligineuse, mains froides et visqueuses ; pouls très-petit, dépressible, irrégulier ; cyanose des mains.

Le 10. Elle a succombé hier dans la journée.

Autopsie. — Rougeur, arborisations, fausses membranes molles et purulentes sur le péritoine pariétal et viscéral. Le lobe du foie descend à deux travers de doigt de l'épine iliaque et jusqu'à l'ombilic.

La vésicule distendue dépasse le bord tranchant du foie d'un travers de doigt. C'était cette hypertrophie du lobe droit qui avait donné la sensation d'une tumeur isolée. Toute la face convexe du foie présente une couleur grisâtre, due à le présence des fausses membranes. A l'incision, il offre un grand nombre de foyers remplis de pus, dont les parois sont grisâtres. Le tissu hépatique est rouge, violacé, et friable, autour des abcès ; quelques-uns font saillie sur la face convexe du foie, la plupart sont situés dans l'épaisseur de la glande.

Çà et là on trouve des foyers remplis d'une matière caséeuse.

Rien dans la rate. Les intestins sont agglutinés ; entre les circonvolutions, on rencontre quelques cuillerées de pus.

Pneumonie hypostatique double. Rien au cœur, ni aux reins.

Obs. IV. — Hépatite aiguë, abcès multiples, avortement, mort et autopsie.

Le 27 janvier 1862, est entrée dans le service de M. Voillez, hôpital Saint-Antoine, la nommée B... (Athalie) âgée de 35 ans, lingère.

Cette femme est d'une bonne constitution, d'un tempérament lymphatico-sanguin. Il y a quelques années, elle a été affectée d'une variole ; plus tard, d'une fièvre typhoïde légère, et l'an dernier d'un rhumatisme articulaire aigu qui a commandé le repos au lit pendant deux mois. Depuis cette époque, bien portante, elle devint enceinte pour la première fois dans le mois d'août. Elle a éprouvé du malaise, de l'anorexie, des frissons vagues depuis le 25 janvier ; en même temps, son visage prenait la teinte ictérique.

Le 28. On constate, à la visite, un ictère accompagné de sensibilité à la région hypochondriaque droite, augmentant un peu par les mouvements et la percussion ; une matité plus étendue qu'à l'état normal, qui dépasse les fausses côtes d'un bon travers de doigt et qui s'étend aussi à l'épigastre ; une constipation opiniâtre ; une coloration foncée des urines, qui, étant traitées par l'acide nitrique, donnent les couleurs verte et rouge. Le pouls présente son rhythme normal ; absence de chaleur fébrile.

Les jours suivants, la malade se trouve mieux, l'anorexie diminue. Elle mange deux portions.

Dubain.

2

Le 3 février. Le pouls acquiert de la fréquence (80 à 84 pulsations), la respiration est un peu haute ; la matité du foie s'étend du sein droit à trois travers de doigt au-dessous des côtes ; l'ictère est plus prononcé ; les selles sont jaunâtres et rendues seulement à l'aide de lavements purgatifs. De temps à autre la malade expectore quelques crachats tachés de sang provenant du nez. La nuit a été agitée, il n'y a pas eu de frisson.

Le 4. Les mouvements du corps et la toux éveillent une douleur assez vive à la région hépatique ; malaise général plus accentué. L'état de grossesse nous empêche de faire une abondante application de sangsues à l'anus.

Le 6. La respiration devient de plus en plus haute et accélérée (34 pulsations) ; le pouls est à 96 pulsations ; le foie est toujours volumineux ; il existe une insomnie persistante ; des épistaxis répétées se déclarent. Nulle douleur à l'épaule.

Le 7. Les sangsues ont fourni beaucoup de sang, dont on a pu arrêter l'écoulement qu'avec difficulté. La malade fait une fausse couche (de cinq mois environ), sans douleur et non suivie d'hémorrhagie ; elle n'accuse aucune douleur dans la région sous-ombilicale, mais elle souffre toujours à l'hypochondre droit.

Le 8. La prostration augmente ; la bouche est remplie de sang à demi-desséché provenant des fosses nasales. Aucune douleur vers les organes génitaux et leurs annexes. La surface de la peau et les conjonctives sont couvertes de pétéchies.

La malade accuse des douleurs vives et des battements au niveau de l'hypochondre droit.

Le 9 et le 10. Faciès de plus en plus abattu, traits tirés, regard hébété ; les épistaxis n'ont pas cessé ; la malade urine difficilement ; agitation, insomnie et parfois subdelirium ; pouls petit, intermittent et très-fréquent.

Le 11. Stupeur et état adynamique poussés au plus haut degré ; aux plaintes succèdent des mots incohérents.

Mort dans la nuit.

Autopsie. Le foie est considérablement augmenté de volume et de poids ; il s'étend jusqu'à trois travers de doigt au-dessus de la crête iliaque ; sa surface est d'un rouge foncé, avec des arborisations vasculaires et des taches ecchymotiques. A la coupe, on constate une friabilité remarquable, et le doigt s'enfonce avec la plus grande facilité dans la substance hépatique. On trouve en outre une foule d'abcès disséminés dans toute l'épaisseur de l'or-

gane, variant du volume d'une grosse tête d'épingle à celui d'une noisette ;
le pus est épais, jaunâtre, coloré évidemment par la bile ; toutes les petites
cavités sont pourvues d'une fausse membrane, facile à détacher avec le
manche du scalpel. Le péritoine et tous les autres viscères, y compris l'uté-
rus, furent examinés avec le plus grand soin et n'offrirent rien de particulier. On ne négligea pas l'examen des veines, et on ne découvrit aucune
lésion.

Obs. V. — Observation du service de M. Jaccoud (Hôpital Saint-Antoine).

Le 2 du mois de mars, le nommé S..., âgé de 35 ans, exerçant la profession de boulanger, entre à l'hôpital Saint-Antoine, salle Saint-Joseph, dans
le service de M. Jaccoud. L'amaigrissement du malade, sa teinte jaune sale,
qui tient le milieu entre la couleur due au cancer et l'aspect que donne
l'intoxication palustre, font d'abord penser à l'existence d'une cachexie.

Ce qu'on peut saisir de plus net d'après les renseignements que donne le
malade, c'est que, jouissant habituellement d'une bonne santé, il n'est arrêté
que depuis deux mois seulement. Ses forces ont notablement diminué ; une
diarrhée peu inquiétante du reste, ne le quitte pas, et tous les jours, à peu
près à la même heure, vers midi, il est pris d'un accès de fièvre dans lequel
les frissons ont la plus large part.

Comme hérédité, rien d'important à signaler, comme antécédents, notons
une légère attaque de choléra, pendant l'épidémie de 1866.

Les différents viscères sont examinés avec soin. Le thorax est bien con-
formé, les poumons paraissent sains, la rate n'est pas hypertrophiée, le foie
seul est un peu plus volumineux qu'à l'état normal.

Les urines sont traitées par divers réactifs, on n'y trouve ni sucre, ni
albumine, ni matières colorantes de la bile.

Basé sur de tels signes, le diagnostic dut rester en suspens ; on s'en tint
aux indications, et instituant la médication des symptômes, on donna contre
la diarrhée cinq grammes de bismuth, avec une dose égale de craie prépa-
rée, et contre les accès fébriles quotidiens 6 grammes de quinquina dans du
café noir.

Dès le lendemain, les accidents étaient modifiés ; la médication fut répétée
rois jours de suite ; les frissons disparurent et la diarrhée s'arrêta.

Toutefois, il était évident qu'on avait combattu les symptômes, mais

(1) Recueillie par M. Dieulafoy, 1867, *Gaz. des Hôpitaux*.

qu'on n'avait pas déraciné le mal. Quinze jours se passèrent, l'appétit était mauvais, le pouls faible, la teinte cachectique se prononçait, l'amaigrissement faisait des progrès, des frissons reparaissaient de loin en loin, et un réseau de veines sous-cutanées se dessinait dans la région du foie qui devenait plus saillante.

L'idée d'un cancer hépatique se présenta, et pendant quelques jours, un peu à regret, mais faute de mieux on s'en tint à ce diagnostic.

2 avril. Le volume du foie a fait des progrès, on remarque surtout une saillie située dans un espace compris entre la septième et la dixième côte, d'une part, et d'autre part entre les lignes axillaire et mammaire prolongées. La matité totale commence en haut, au niveau de la cinquième côte et ne s'arrête qu'à deux travers de doigt au-dessous des côtes flottantes.

Le 8. La région hépatique n'est pas douloureuse, le réseau veineux superficiel est très-caractérisé ; les dernières côtes refoulées, placées dans la situation qu'elles occupent au moment d'une forte inspiration, tiennent les espaces intercostaux constamment élargis, de sorte qu'en pressant à ce niveau, on éprouve sous les doigts comme une sensation de fluctuation profonde et mal caractérisée.

Alors, tenant compte de l'accroissement rapide de cette tumeur, qui se formait sous nos yeux, de la diarrhée qui se montrait par moments, des frissons du début, on s'arrêta à cette idée, qu'il y avait en ce point une tumeur liquide, purulente ou en voie de purulence, et une ponction exploratrice fut décidée pour le lendemain.

Le 9. La ponction, au moyen d'un trocart capillaire, est faite dans le huitième espace intercostal, à égale distance des lignes axillaire et mammaire prolongées, et aussitôt on voit s'écouler quelques gouttes d'un liquide louche, dans lequel le microscope décèle la présence de globules de pus.

Dès ce moment le diagnostic était confirmé. Au bout de dix minutes, il y eut des symptômes de péritonite qu'on put subjuguer cependant. La nuit fut bonne ; le lendemain une amélioration.

La ponction exploratrice avait confirmé le diagnostic. On avait affaire à une tumeur liquide et de nature purulente. Mais le problème n'était pas résolu. Avions-nous affaire à un abcès, à un kyste hydatique transformé ? Aussi plusieurs ponctions capillaires furent pratiquées. On ne trouva pas trace d'échinocoques.

Plus tard, le malade présenta des symptômes de pleurésie. Le 3 mai, on fit une nouvelle ponction. Le trocart, cette fois, est arrêté par la paroi opposée de l'abcès ; ce qui indique que la poche est revenue sur elle-même.

Mais pendant que la lésion du foie s'améliore, les accidents pulmonaires s'aggravent, deux petites fistules s'établissent naturellement et le liquide purulent s'écoule goutte à goutte. Enfin, le malade meurt le 2 juin.

Autopsie. Le foie, augmenté de volume, est le siége d'adhérences nombreuses avec le diaphragme et avec la paroi thoracique. On peut compter une douzaine de cicatrices de la grosseur d'une tête d'épingle, suites des ponctions capillaires ; ces cicatrices se détachent en blanc sur le tissu de l'organe. Au niveau de la grosse tubérosité et dans sa partie la plus externe, est une poche du volume d'une orange, sans cloisons à l'intérieur, sans transformation des parois, qui sont partout limitées par le tissu hépatique, n'ayant plus qu'un demi-centimètre d'épaisseur sur toute la partie externe de la tumeur.

Une incision donne issue à 200 grammes de pus ; il est évident qu'on a sous les yeux un abcès du foie.

Dans la cavité thoracique, du côté droit, le poumon est refoulé et aplati contre la colonne vertébrale ; la plèvre, considérablement épaissie et tapissée de fausses membranes, forme une sorte de kyste rempli de pus et reposant sur le diaphragme, qui ne présente pas de perforation apparente.

Le cœur est repoussé à gauche ; le péricarde épaissi, siége d'une péricardite, contient 100 grammes de sérosité purulente.

Les autres organes sont sains ; on ne trouve nulle part ni tubercule ni abcès métastatique.

Obs. VI. — Abcès du foie pris pour une pleurésie purulente ; empyème (1)

Le 29 juillet 1875, entra dans le service de M. Guyot, le nommé C. Félix, âgé de 31 ans, exerçant la profession de tourneur. Cet homme, qui s'était toujours bien porté, se plaignait d'un violent point de côté à droite, accompagné de toux et de fièvre le soir. Il était entré six semaines auparavant à l'hôpital Beaujon pour cette douleur, et en était sorti quinze jours après, très-amélioré. On l'aurait soigné, à ce qu'il raconte, pour une pleurésie sèche, et on lui aurait appliqué un large vésicatoire sur le côté droit.

A son entrée dans le service, on constatait une tuméfaction assez volumineuse, siégeant en arrière et à droite au niveau des septième et huitième côtes, tuméfaction douloureuse à la pression, mais sans chaleur ni rougeur

(1) Observation relatée dans le *Progrès médical,* par M. Auger, interne.

de le peau. A la percussion, on constatait de la matité dans le quart inférieur du poumon droit, avec absence du murmure vésiculaire, sans souffle. Les vibrations thoraciques faisaient défaut des deux côtés de la poitrine dans le quart inférieur. Le foie paraissait un peu abaissé. Le malade avait de la fièvre (température axillaire : 39º,3) ; la langue était blanche, l'appétit nul.

6 août. La fièvre continuant, la tuméfaction du côté droit augmentant, et donnant une sensation très-évidente de fluctuation, on enfonça le trocart de l'appareil de Potain au centre de la tuméfaction, et on vit s'écouler quelques gouttes de pus ; on enleva le trocart et on fit une large ouverture au bistouri.

L'empyème fut pratiqué dans le neuvième espace intercostal, et donna issue à un demi-litre de pus mal lié, mais sans odeur. On fit des lavages deux fois par jour avec l'appareil Potain. Pendant les quinze premiers jours qui suivirent l'opération, le malade reprit des forces, l'appétit était excellent, et tout faisait supposer une guérison rapide. On ne pouvait guère faire entrer plus de 40 à 50 grammes de liquide dans la cavité purulente. Mais le liquide qui sortait était toujours teinté en rose par du sang.

A partir du mois de septembre, le malade eut de nouveau de la fièvre le soir, l'appétit diminuait ; le malade se plaignait toujours d'une violente douleur dans le côté ; puis il survint une diarrhée que rien ne put arrêter ; enfin il succomba dans le marasme le 26 octobre 1875.

Autopsie. faite 48 heures après le décès.

A l'ouverture du thorax, on trouva les plèvres légèrement adhérentes, mais pas assez pour qu'on ne pût déchirer ces adhérences avec la main, et semblables à celles que l'on recontre dans presque toutes les autopsies.

Le poumon droit était refoulé un peu en haut par le foie, volumineux et adhérent, par son extrémité droite, aux côtes, adhérence que l'on détruisit en exerçant une traction sur son extrémité gauche. Il présentait alors à son extrémité droite un gros champignon avec une cavité centrale, communiquant directement avec l'ouverture de l'empyème. Cette cavité à bords fongueux, grisâtres, végétants, pouvait contenir un gros œuf de poule. Le péritoine hépatique était sain dans tout le reste de son étendue.

En incisant le foie au niveau de ce champignon, on le voyait se prolonger dans la profondeur de 2 ou 3 centimètres avec le tissu hépatique et présentait à ce niveau, une couleur gris verdâtre : puis le tissu du foie apparaissait avec sa coloration.

Le foie était gras et présentait dans son parenchyme deux ou trois abcès contenant du pus louable, à parois organisées; le microscope fit voir que ces membranes étaient formées de couches lamelleuses de tissu conjonctif avec quelques rares cellules de tissu conjonctif. On n'y trouvait aucune trace de crochets d'échinocoque. On trouvait encore, disséminées dans le parenchyme hépatique, quelques noyaux grisâtres, friables, du volume d'un pois.

Le rein droit était volumineux, enveloppé d'une coque de fausses membranes; à la coupe, il était anémié et gras. Il en était de même du rein gauche, mais sa capsule était saine. Les poumons sont emphysémateux. Péricarde viscéral présentant quelques plaques laiteuses; rien à l'endocarde. Rate normale.

Obs. VII. — Observation personnelle (1). — Abcès du foie
(service de M. Brouardel).

Lanoir, âgée de 49 ans, marchande des quatre saisons, entre le 3 février 1875, à l'hôpital Saint-Antoine, pavillon III, n° 14, service de M. Brouardel.

Née à Paris, qu'elle n'a cessé d'habiter, la malade a eu cinq enfants; dont trois sont morts; elle avait 46 ans à l'époque de sa ménopause. Pas d'antécédents syphilitiques, ni alccooliques.

Il y a quinze mois elle fut prise, dans la région hépatique, d'un point de côté très-douloureux, qui persista pendant deux mois sans ictère, ni embarras gastrique. Elle s'aperçut seulement que, le soir, en revenant de son travail, sa jambe droite était légèrement œdématiée. Au mois d'avril, elle entra à l'Hôpital Temporaire, rue de Sèvres, où elle fut soignée pendant deux mois pour une pleurésie droite. Elle sortit assez bien guérie pour reprendre sa profession jusqu'en décembre 1874.

L'appétit qui s'était bien conservé jusque-là, diminua, les digestions devinrent pénibles; il y eut des alternatives de diarrhée et de constipation. Tous les soirs se déclarait un accès de fièvre, qui durait une partie de la nuit. En même temps L:....., maigrissait sensiblement. Nous la trouvons à son entrée dans le décubitus dorsal, avec un état général mauvais; les traits tirés expriment la souffrance. L'abdomen frappe dès l'abord par l'augmentation de volume. Les parois sont distendues et sillonnées par des ramifications des veines abdominales.

La *circulation porte* paraît notablement gênée; pourtant ou ne trouve pas

(1) Nous remercions beaucoup M. Hirtz, interne du service, qui a bien voulu nous prêter ses notes à l'aide desquelles nous avons complété l'observation.

d'hémorrhoïdes. Par la percussion et la palpation, on s'assure que c'est le foie qui forme la tumeur. Il occupe l'hypochondre droit, la région épigastrique et l'hypochondre gauche ; en haut, il dépassa le rebord des côtes, sur la ligne mamelonnaire de 5 centimètres environ ; en bas il déborde de 17 centimètres dans sa plus grande étendue. La palpation mal supportée et très-douloureuse, ne donne aucune sensation de fluctuation, ni de frémissement.

La paroi abdominale est un peu œdématiée ; mais on ne constate pas d'ascite. La rate paraît avoir ses dimensions normales. Rien au cœur. Bronchite légère. Inappétence absolue ; pas de diarrhée ; les selles ont leur coloration normale. Les urines renferment à peine quelques traces de matière colorante biliaire, mais ni sucre, ni albumine. La quantité rendue dans les vingt-quatre heures est de 800 gr. renfermant 8 gr. 205 d'urée.

Les jours suivants la matité du foie remonte sans que la limite inférieure change. La température oscille du matin au soir de 38 à 39,5. L'état s'aggrave, le malade se cachectise à vue d'œil.

Dès l'entrée, M. Brouardel s'était prononcé pour un kyste hydatique qui occuperait la convexité du foie, et le repousserait en bas. Devant le tracé thermométrique il réforma son diagnostic et émit l'opinion d'un kyste suppuré (abcès du foie).

Le 10 février, la malade est prise d'une broncho-pneumonie qui empêche de pratiquer la ponction que l'on se proposait de faire. On analyse une seconde fois ses urines, elles renferment une quantité à peine appréciable de matière colorante, et les 600 grammes de liquide rendu renferment 9 gr. 625 d'urée par jour. Elle meurt le 17 février.

Dans cette observation la fièvre a eu une marche très-intéressante. Au début, redoublement vespéral assez régulier, puis à un moment donné la scène change et le thermomètre nous indique de grandes oscillations qui dévoilent la suppuration (fièvre de suppuration).

Autopsie : Anciennes adhérences pleurales à droite. Dans le poumon droit, noyaux de pneumonie catarrhale, disséminés dans le lobe moyen. Dans le poumon gauche, broncho-pneumonie occupant une partie du lobe inférieur.

Cœur à peu près sain, si ce n'est un peu de congestion sur le bord des valvules sygmoïde et mitrale. Les reins sont atteints de dégénérescence graisseuse au début. Rate de volume normal, un peu diffluente. On ouvre le tube digestif dans toute sa longueur et on ne trouve d'ulcérations, ni dans l'intestin grêle, ni dans le gros intestin. A peine si les follicules clos sont un peu saillants. Pas d'hémorrhoïdes.

Foie. L'abdomen étant ouvert, on trouve l'organe répondant aux limites qu'on lui avait assignées sur le vivant. Immédiatement au-dessous du ligament coronaire, on voit la surface convexe refoulée par une tumeur fluctuante qui répondait à la face inférieure des fausses côtes. On incise la paroi qui est formée par une lamelle mince de tissu hépatique et il s'écoule environ trois quarts de litre à un litre de pus faiblement coloré par de la bile. La poche peut loger les deux poings et ne présente aucune trace de fausse membrane.

Sur toute l'étendue des parois de l'abcès, s'ouvrent des orifices de canaux biliaires desquels on fait sourdre par la pression une bile muqueuse. La vésicule est moyennement distendue, les canaux biliaires sont perméables. Pas de calculs. Pas de péritonite autour. Rien dans les vaisseaux.

L'examen microscopique a été fait par M. Cornil.

Les parois de la poche purulente étaient formées par du tissu cellulaire très épaissi. Cet abcès ne ressemblait en rien aux abcès enkystés survenus à la suite de dysentérie. La présence de membrane hydatique n'a pu être constatée. Les limites de l'abcès étaient relativement saines, car l'organe tout entier était atteint de dégénérescence graisseuse avec dissémination des globules graisseux à la périphérie du lobule hépatique.

Obs. VIII. — Hépatite suppurée, phlébite par voisinage des veines
sus-hépatiques (1).

L..., 58 ans, marchande des quatre-saisons entre le 16 octobre 1874, dans le service de M. Lecorché (hôpital Saint-Antoine). Malade seulement depuis trois semaines, elle aurait été soignée pour une fluxion de poitrine ; elle a ressenti, à cette époque, un point douloureux au côté droit, au-dessous et en dehors du mamelon, aucun frisson à ce moment. Des vésicatoires ont été appliqués

A son entrée, on constate, par la percussion, une augmentation notable du volume du foie, qui déborde les fausses côtes ; la pression à ce niveau, ainsi qu'à l'épigastre, est douloureuse ; la langue est blanche, large et sale. La douleur épigastrique et la tension qui existent à ce niveau font rechercher avec soin si l'estomac ne serait pas en cause ; mais jamais la malade n'a

____

(1) Recueillie par Moutard-Martin, interne dans le service de M. Lécorché (Saint-Antoine).

eu de vomissements même bilieux ; les digestions sont bonnes ; toutefois, elle a maigri notablement depuis quelque temps.

La teinte des conjonctives est légèrement subictérique, il n'y a jamais eu, antérieurement, d'ictère généralisé. L'auscultation ne révèle ni épanchement, ni inflammation des poumons, même de la base du poumon droit.

Les symptômes restèrent les mêmes durant une quinzaine de jours. Une augmentation notable de la température et du pouls revenant chaque soir, et l'apparition de frissons irréguliers firent diagnostiquer l'existence d'une suppuration profonde, et comme la pression ou le mouvement n'éveillait de douleur en aucun point du corps, sauf au niveau du côté droit ; comme le foie était augmenté de volume, douloureux ; comme il existait une teinte légèrement subictérique de la conjonctive, comme l'auscultation ne donnait que des signes négatifs, c'est dans le foie qu'on localisa cette suppuration. Après avoir, pendant une huitaine de jours, songé à la possibilité d'une pneumonie centrale (la malade ne rendait cependant aucun crachat), le diagnostic d'hépatite suppurée fut porté, bien que la malade n'eût jamais quitté la France. La rate avait son volume normal.

Le 26 et le 29 octobre, la malade eut des frissons violents qui revinrent le 3, le 4, le 6 et le 9 novembre. Cependant, aucun signe nouveau ne se révélait à un examen minutieux ; on ne constatait aucune trace d'hémorrhoïde, soit interne, soit externe, aucune altération appréciable des viscères abdominaux.

Le 13 novembre. La malade eut une dyspnée très-forte et l'auscultation ne fournit pas d'autres signes que ceux d'une congestion généralisée du poumon droit. La dyspnée se calma, les frissons continuèrent et la malade succomba le 18 novembre.

Autopsie. — Poumons congestionnés, surtout le droit. A la base de ce côté, pleurésie purulente limitée. La plèvre diaphragmatique est, à ce niveau, considérablement épaissie et tapissée de fausses membranes restées adhérentes sur une hauteur de 5 centimètres environ.

Tous les viscères abdominaux, sauf le foie, sont sains. Le foie est volumineux ; le lobe droit, surtout, est augmenté de volume. On constate, dans l'épaisseur du parenchyme, l'existence de deux abcès, l'un de la grosseur d'une petite noix, au niveau du bord tranchant du foie, près de la vésicule biliaire ; l'autre, du volume d'une pomme, au voisinage du bord postérieur, près de la veine cave inférieure. La paroi de ces deux abcès est inégale, anfractueuse, leur cavité traversée par des brides, et subdivisée en loges secondaires ; ils sont séparés du parenchyme sain par un épaississement, une condensation considérable du tissu hépatique qui leur forme une sorte de poche et les enkyste. Le second abcès est au voisinage du diaphragme qui n'a pas contracté d'adhérence avec le foie, à ce niveau ; toutefois, l'inflammation a pu se transmettre à la plèvre dont nous décrivions tout à l'heure les altérations. Le péritoine s'est comporté différemment au niveau du premier abcès, car la paroi inférieure de celui-ci était formée exclusivement par ses adhérences péritonéales qui reliaient au foyer l'arc transverse du colon.

Au voisinage et à droite du plus grand foyer, à quelques millimètres seulement, une coupe tombant sur un des troncs des veines sus-hépatiques, montre la paroi de ce dernier inégale, rugueuse, tapissée d'une couche blanchâtre plus ou moins épaisse qui se continue avec un caillot consistant, blanchâtre, décoloré ; celui-ci, dont la petite extrémité est libre et flottante sur une longueur de plus de deux centimètres, obstrue toute la lumière du vaisseau sur une longueur de 4 centimètres environ ; il est suppuré dans cette étendue, et se prolonge dans des vaisseaux de second ordre ; la paroi de ces vaisseaux est considérablement épaissie.

Dans le vésicule biliaire, se trouve un petit calcul muriforme. Aucune trace de calcul n'a pu être rencontrée dans toute l'étendue des conduits biliaires. Aucune embolie dans le poumon, non plus que dans le cerveau qui est absolument sain.

Obs. IX. — Abcès du foie (Clinique de M. le professeur Mabit)!

Paponet (Jacques), âgé de 28 ans, est né à Angoulême, mais depuis plusieurs années déjà il est domicilié à Bordeaux, où il exerce la profession de batelier ; je ferai remarquer d'ores et déjà qu'il n'a jamais voyagé dans les pays chauds. D'une taille moyenne, il paraît assez fortement constitué ; son tempérament appartient au type désigné sous le nom de *lymphaticosanguin*. Il jouit ordinairement d'une bonne santé, n'a jamais eu aucune maladie grave. Interrogé au point de vue de l'hérédité morbifique, on ne trouve rien à noter. Son genre de vie ordinaire est assez confortable, il se nourrit bien, mais fait de temps en temps quelques excès de boissons.

(1) Mémoires et bulletins de la Société médico-chirurgicale des hôpitaux de Bordeaux, 1868, t. III.

Au milieu de la santé la plus parfaite, le 31 janvier, à la suite de copieuses libations faites la veille, Paponet éprouva un sentiment de malaise général, eut quelques saignements de nez, quelques frissons, un peu d'oppression, et ressentit une douleur assez vive qui siégeait au niveau de la région épigastrique. Le malade n'a pas fait de chute et n'a reçu aucun coup sur cette région.

Après avoir pendant quelques jours essayé de se soigner chez lui, voyant que son état ne s'améliorait pas, Paponet se décida à venir à l'hôpital.

Il entre à la clinique interne, salle 16 (service de M. le professeur Mabit), le 7 février 1868, juste huit jours après le début de sa maladie.

On constate l'état suivant: Le malade se présente dans le décubitus dorsal, il paraît abattu; la figure dénote une grande anxiété. La peau est chaude. Le pouls est petit, facilement dépressible, battant 100 fois à la minute.

La langue est sèche, rouge à la pointe et sur les bords, recouverte dans le reste de son étendue d'un enduit jaunâtre; l'appétit a complètement disparu, la soif est vive, il n'y a jamais eu de vomissements, mais depuis quelques jours déjà existe une constipation opiniâtre.

Le ventre est légèrement ballonné; il est le siége d'une douleur très-vive qui, d'abord limitée à l'épigastre, où elle a eu son point de départ, s'est généralisée et a envahi l'abdomen tout entier. Cette douleur, qui jette le malade dans une grande anxiété, s'exaspère par les moindres mouvements, par la moindre pression; le poids même de ses couvertures lui est insupportable. Aussi, l'examen direct de l'abdomen est-il très-difficile, pour ne pas dire impossible, autant par la douleur qu'il détermine, que par l'appréhension du malade, qui lui fait contracter, pour ainsi dire instantanément, ses parois abdominales.

En examinant avec soin la région épigastrique, point par lequel a débuté la douleur, on s'aperçoit qu'elle est le siége d'une voussure, d'une tuméfaction qui n'est pas très-prononcée et au niveau de laquelle la peau a conservé sa coloration normale. Les organes thoraciques, aussi bien les poumons que le cœur, sont sains.

Les jours suivants, la voussure qui existait à la région épigastrique se circonscrit davantage, prend de plus en plus une forme déterminée, et se présente sous l'aspect d'une tumeur, mais qu'il est très-difficile d'examiner avec soin à cause des douleurs très-vives que cet examen fait subir au malade; la constipation persiste.

Sous l'influence d'un traitement énergique, la douleur diminue considérablement, la palpation des parois abdominales devient plus facile et permet de reconnaître d'une manière plus certaine les caractères de cette tumeur qu'il avait été si difficile d'examiner jusqu'alors.

Elle est molle, fluctuante profondément, sans changement de couleur à la peau, complètement mate à la percussion, ayant l'air, lorsqu'on cherche à en déterminer les limites, de reposer sur un plan dur et résistant.

La constipation, qui s'était d'abord montrée très-rebelle, a cédé enfin sous l'influence des purgatifs répétés, et surtout de l'huile de ricin, jointe à l'huile de croton tiglium. Elle a fait place à un peu de diarrhée. Le malade va très-souvent à la selle, mais ne rend que très-peu de matières à la fois; elles paraissent formées en grande partie par des mucosités.

Vésicatoire à l'épigastre. Le jour suivant, c'est-à-dire le mardi 18 février, la tumeur a beaucoup augmenté de volume, la paroi abdominale paraît soulevée dans une étendue qui mesure 15 centimètres dans le diamètre transversal et 8 dans le diamètre antéro-postérieur; elle est lisse, arrondie, continue à donner à la percussion une matité absolue, et à la palpation une fluctuation profonde.

Le lendemain, 19 février, la tumeur a continué à grossir, dans le sens transversal, elle s'étend d'un hypochondre à l'autre et mesure 19 centim.; dans le sens antéro-postérieur, elle va de l'appendice xiphoïde à l'ombilic et mesure 10 centimètres. La tension des parois abdominales est plus considérable, la fluctuation plus facile et moins profonde devient de plus en plus manifeste. Il n'y a ni frissons, ni sueurs. La douleur a à peu peu complètement disparu, du moins quand le malade se trouve à l'état de repos. Elle ne se montre que lorsqu'on palpe la tumeur ou que le malade fait quelques mouvements. Et encore, est-elle bien moins vive qu'au début. Dans le reste de son étendue, le ventre est indolent, souple, sonore à la percussion; il n'y a pas de développement des veines sous-cntanées; par la percussion le foie paraît un peu augmenté de volume. En haut il remonte presque jusqu'au niveau du mamelon; en bas, il dépasse le rebord des fausses côtes de deux travers de doigt environ.

L'état général est à peu près le même; il n'y a pas d'appétit, la langue est sèche, recouverte d'un enduit brunâtre, il y a toujours un peu de diarrhée, les urines paraissent normales. Traitées par l'acide nitrique, elles ne donnent ni précipité ni changement de coloration.

Le malade est montré à MM. Denucé, Boursier, Oré, Segay et Henri Gintrac. Si tous sont d'accord sur la nature de la tumeur et diagnostiquent un vaste abcès, ils sont très-embarrassés pour en préciser le siége. On prononce bien le mot d'abcès du foie, mais ce n'est pas l'avis du plus grand nombre, qui pense que c'est un abcès du tissu cellulaire profond de la paroi abdominale. Tout le monde est d'accord qu'il faut donner une issue au pus, mais, vu la région, c'est par le caustique et non par le bistouri ou le trocart qu'on se décide à ouvrir la voie. En conséquence, on fait, le jeudi, 20 février, une application de pâte de Vienne sur la tumeur; le lendemain l'eschare est incisé crucialement et une pastille de potasse caustique est appliquée.

On fait plusieurs applications de potasse caustique sur la région hépatique les jours suivants.

Le mardi, 25, la paroi abdominale est entamée dans la plus grande partie de son épaisseur; la couche musculaire, presque tout entière, est traversée.

Le doigt, enfoncé au milieu de l'eschare, fait reconnaître une fluctuation très-superficielle; le liquide n'est plus séparé de l'extérieur que par une couche très-mince, on le sent pour ainsi dire sous le doigt.

M. Lannelongue, consulté, plonge un bistouri au fond de l'eschare.

Il sort une très-grande quantité de pus, un litre et plus. Le pus était d'un blanc jaunâtre, crémeux; parfaitement lié, mais très-granuleux. Il était complètement inodore.

A la place qu'il occupait, on trouve une vaste cavité, dans laquelle une sonde de femme s'enfonce presque tout entière en plusieurs directions; le foyer peut être également exploré par le doigt; mais, malgré ces explorations plusieurs fois répétées, on ne peut reconnaître d'une manière certaine aux dépens de quoi il est formé, et les doutes persistent sur l'organe qui a été le point de départ de l'abcès.

Dans la journée, le malade va à la selle, et les efforts qu'il fait amènent l'issue par la plaie d'une nouvelle quantité de pus, évaluée par l'infirmier à un demi-litre environ.

Mercredi, 26 février, il sort encore du pus, mais en quantité bien moins considérable que la veille. Le malade se trouve très-soulagé depuis qu'on a donné issue au pus. Il n'y a pas eu de frissons ; le pouls est petit, à 90;

l'appétit n'a pas reparu ; la langue est sèche, recouverte d'un enduit brunâtre ; la diarrhée n'existe plus.

Jeudi, à peu près même état.

Les jours suivants, la suppuration devient plus abondante, et en même temps le pus change de caractère ; d'inodore qu'il était au début, il devient fétide ; la fièvre augmente, le pouls est à 100, mais il n'y a pas de frissons.

Dans le but de déterger le foyer et de s'opposer au croupissement et par suite à l'altération du pus, on y fait à l'aide d'une sonde de femme et d'une seringue, d'abondantes injections d'eau alcoolisée.

Pour empêcher la plaie de se fermer, on continue à y introduire, à chaque pansement, une mèche de charpie.

De plus, les pièces de pansement sont arrosées avec une solution de permanganate de potasse employé comme désinfectant. Les jours suivants, il ne se passe rien de particulier à noter dans l'état du malade.

Le samedi, 7 février, le foyer examiné ne paraît avoir nulle tendance à revenir sur lui-même, la cavité en est toujours aussi vaste et aussi anfractueuse ; aussi commence-t-on à y faire des injections de teinture d'iode, pour tâcher d'amener le recollement des parois. Ces injections sont répétées tous les jours, mais la suppuration n'en est pas moins toujours très-abondante et très-fétide. Aussi, le malade s'affaiblit et maigrit à vue d'œil, d'autant plus que toute nourriture lui répugne et qu'il ne consent à prendre qu'un peu de lait et de vin de quinquina. Malgré des pansements répétés trois et quatre fois dans la journée, on ne peut faire perdre au pus sa fétidité, ni en tarir la source ; la fièvre prend le caractère d'une fièvre hectique qui mine de plus en plus le malade et le fait succomber dans la nuit du 26 au 27 mars.

Nécropsie faite le 28 mars, trente heures après la mort.

L'ouverture du cadavre montre que la paroi abdominale antérieure est adhérente au foie dans sa partie située au niveau de l'abcès. A ce niveau, le péritoine est très-épaissi et fortement adhérent à la paroi abdominale ; dans le reste de son étendue, il a conservé son aspect normal.

Le foie paraît très-hypertrophié, il remonte en haut jusqu'à 3 centimètres environ au-dessus du mamelon. En bas, il dépasse de deux travers de doigt le rebord des fausses côtes. Le lobe gauche recouvre presque complètement l'estomac et s'avance jusque dans l'hypochondre gauche. Il pèse 2,620 grammes, tandis que le poids moyen donné par M. Cruveilhier

(*Traité d'anatomie descriptive*) est d'un kilogramme et demi à deux kilogrammes. Il mesure 35 centimètres dans son diamètre transversal, 25 au point le plus étendu à son diamètre antéro-postérieur. Les mesures moyennes de ces deux diamètres sont (Cruveilhier, *loc. cit.*) de 27 à 32 pour le premier, de 16 à 19 pour le second.

Le tissu du foie est mou et friable, il ne présente pas la coloration rouge brun qui lui est ordinaire lorsque l'organe est sain. Elle a fait place à une coloration jaunâtre assez semblable à celle du foie ayant subi la dégénérescence graisseuse, et le microscope démontre, en effet, qu'il était en train de subir cette dégénérescence. La vésicule biliaire est gorgée de bile. Le lobe gauche est creusé dans la plus grande partie de son épaisseur d'une vaste cavité communiquant à l'extérieur par l'ouverture qui a été creusée à l'aide du caustique à travers la paroi abdominale par les adhérences qui unissent le foie à cette paroi. Les parois de cette cavité sont irrégulières, anfractueuses, dures et résistantes au toucher. Dans le lobe droit, on trouve plusieurs autres collections purulentes, au nombre de quatre ou cinq, et situées surtout au niveau de la partie postérieure. Deux de ces abcès sont assez volumineux et ont à peu près la grosseur d'un petit œuf de poule. Le pus qu'ils renferment ne s'est pas encore fait jour à l'extérieur, il est d'un jaune pâle, les parois sont formées par du tissu hépatique ramolli, jaunâtre, en train de subir la fonte purulente. Enfin, lorsque j'ai fendu l'organe, j'ai trouvé dans le milieu du gros lobe, un vaste abcès, contenant comme tous les autres du pus blanc et phlegmoneux. La cavité, dans laquelle on aurait presque logé le poing, était irrégulière et sillonnée par des cloisons incomplètes de tissu hépatique qui n'avait pas encore subi la fonte purulente.

Le tissu hépatique, qui entourait cet abcès, était dans une étendue de 2 centimètres environ, friable, ramolli, transformé en une sorte de putrilage. J'ai ouvert l'estomac et l'intestin, je n'y ai trouvé aucune altération appréciable.

La rate et les reins étaient parfaitement sains.

Le poumon gauche a présenté à son sommet quelques tubercules qui n'avaient pas encore atteint la période de ramollissement.

Obs. X. — Hépatite aiguë, abcès ; mort, autopsie.

C... (Auguste), âgé de 20 ans, couvreur, né à Paris, est entré le 16 février 1861, salle Saint-Charles, n° 33 (Service de M. Oulmont, hôpital Lariboisière). Mort le 12 mars 1861.

Ce jeune homme est d'une bonne constitution ; il se porte bien habituellement. A la suite d'un excès alcoolique (*ces sortes d'excès sont rares chez le malade*), il fut atteint, il y a huit jours, d'une indisposition qui se manifesta par les symptômes suivants : frisson erratique, plus marqué le soir, inappétence, constipation, fièvre et sueur, insomnie et rêvasserie.

Etat actuel, 16 février au soir. Pouls à 80 pulsations et plein ; chaleur à la peau ; sueur ; bouche pâteuse, langue blanchâtre ; constipation ; céphalalgie ; teinte ictérique générale, assez marquée aux conjonctives, remontant à trois jours. Le malade n'accuse aucune douleur. Cependant la percussion est douloureuse à l'hypchondre droit et dénote une légère augmentation du volume du foie qui déborde d'un travers de doigt le rebord des fausses côtes.

Le 17. A la visite du matin, M. Oulmont constate les mêmes symptômes.

Le 18. La fièvre est moins vive ; cependant, hier soir, il y eut un léger frisson suivi de sueur. Le foie est toujours douloureux et volumineux.

Le 20. Le soir, un léger frisson suivi de chaleur se fait toujours sentir. Dans la journée, le malade se trouve bien et il demande à manger. Le foie a diminué de volume.

Le 22. Dans la journée d'hier, le malade s'est levé et a commis l'imprudence d'aller dans la cour. Le soir, frisson intense, douleur à l'épigastre, ictère plus intense ; pouls à 80 pulsations, sueur. Constipation. Le foie a repris le volume qu'il avait dans les premiers jours. Ce matin, même état.

Le 23. Hier, à deux heures, frisson intense pendant une demi-heure, suivi de chaleur et de sueur. Ce matin, peau chaude et couverte de sueur, le pouls bat 85 pulsations ; la langue est rouge sur les bords et jaunâtre au milieu. Le foie est volumineux : il déborde le rebord des fausses côtes de deux travers de doigt, et il est douloureux à la pression ; douleur spontanée à l'épigastre. Ictère très-marqué ; matières fécales décolorées et urines d'un rouge foncé.

Le 25. Il n'y a pas eu de frisson hier, mais la fièvre continue, peau chaude, sudorale, 85 pulsations. Le foie est toujours douloureux et volumineux.

Le 29. Hier à trois heures, frisson intense et douleur vive à l'épigastre et à l'hypochondre droit. Le foie a encore augmenté de volume, il dépasse les côtes de trois travers de doigt. Le pouls est accéléré et plein.

1er mars. Même douleur à l'épigastre et à l'hypochondre droit. Ictère foncé; fièvre continue avec redoublement le soir.

Le 2. Amélioration. La douleur est moins intense. Le pouls est moins accéléré. Hier soir, léger frisson.

Le 3. Le foie reste volumineux, et la douleur est aussi marquée que le 1er mars.

Du 4 au 7. Fièvre avec redoublement et frisson le soir; douleur très-vive à l'épigastre et au flanc droit.

Le 8. Même état ; douleur toujours très-vive.

Le 9. La douleur est moins forte. Il y a un amaigrissement très-grand ; fièvre avec sueurs abondantes ; langue sèche et jaunâtre, insomnie depuis le début de la maladie.

Le 11. Le foie reste douloureux et volumineux, 95 pulsations; sueur. Langue sèche, prostration ; cependant il n'y a pas de délire. Ictère très-prononcé. Toute la région ombilicale est le siége de vives douleurs dans la soirée; dyspnée.

Le 12. Prostration extrême, la langue sèche, dents fuligineuses, pouls petit et fréquent. Le foie descend jusqu'à la crête iliaque. Dans la journée d'hier, vomissements de matières verdâtres.

Le malade succombe le soir, à quatre heures.

Autopsie. — Le canal intestinal est distendu par des gaz et soulève la paroi abdominale; il offre les lésions d'une péritonite générale : fausses membranes passant d'une anse intestinale à l'autre, et léger épanchement de sérosité. Ces fausses membranes sont plus épaisses à la base du foie. Celui-ci occupe l'hypochondre droit, le flanc du même côté jusqu'à la crête iliaque ; il a envahi l'épigastre et une partie de la région ombilicale ; il atteint à gauche la rate, dont il recouvre la face externe. Il présente une couleur livide, violacée; on voit sur sa face convexe des taches jaunes, un peu saillantes et indiquant la présence de foyers purulents.

En effet, à la coupe, on aperçoit un grand nombre de ces foyers de volume variable: les uns ont la grosseur d'une noisette, les autres celle d'une noix ou d'une petite pomme. Ils sont superficiels ou profonds, mais ils se rapprochent davantage de la face convexe du foie. Ils sont creusés au milieu de la substance hépatique ramollie dans toute son étendue, mais particulièrement autour de chaque abcès. Ils contiennent un pus jaunâtre mêlé à la substance hépatique fluidifiée. On ne trouve aucun de ces abcès ouvert dans le péritoine.

La surface interne des intestins ne présente aucune lésion à noter ; leur surface externe présente çà et là des injections situées au-dessous des fausses membranes.

Les poumons sont parfaitement sains ; on ne trouve qu'un peu de congestion hypostatique aux deux bases.

SECONDE PARTIE

Symptomatologie

Il ne faut pas s'attendre à trouver dans l'hépatite des symptômes nets et caractérisés comme ils le sont dans la pneumonie, par exemple. Les symptômes, surtout initiaux, sont très-obscurs. Bien rarement, en effet, on observera un début brusque. Le plus souvent, au contraire, nous aurons affaire à des prodromes tout à fait insidieux. Les malades éprouveront du malaise, de l'anorexie, quelques frissons erratiques, des troubles gastriques et intestinaux, etc.; mais rien à ce moment n'attirera l'attention du côté du foie (obs. I, IV, VII, VIII.) Avec ces signes très-vagues, la période prodromique, si on peut s'exprimer ainsi, a une durée très-variable. Cette durée peut être de huit à quinze jours (obs. VIII, IX), c'est ce qu'on observe le plus fréquemment, mais elle peut se prolonger aussi des semaines et des mois (obs. VII.)

Dans cette observation, en effet, la première atteinte du côté du tissu hépatique se fait sentir avant que l'hépatite ne soit bien caractérisée.

Des douleurs vagues dans l'hypochondre droit s'observent aussi. Ce signe qui aura une importance capitale à une certaine période de la maladie, n'a aucune valeur au début. La percussion, en effet, pratiquée avec le plus grand soin, ne fait découvrir aucune augmentation de volume du foie (obs. II et III.) Dans ces cas, la douleur n'attirera que passagèrement l'attention du médecin qui n'y verra aucune indication spéciale. Cette douleur sera sourde, errative, tandis que dans la période inflammatoire elle aura, comme nous le verrons, des caractères bien tranchés.

En résumé, nous assistons là au début d'un état pathologique quelconque. Hâtons-nous donc d'arriver aux symptômes, qui à notre point de vue, caractérisent l'hépatite.

Les auteurs, qui ont écrit sur les affections du foie, ont tous été frappés de la marche de la fièvre. Monneret (1), en particulier, a bien étudié la fièvre hépatique. Cette fièvre, dit-il, offre les caractères suivants : « Elle est continue ou remittente, ou intermittente. Elle peut se présenter sous le type quotidien, tierce, double tierce, quarte, etc. » On ne saurait trop, en effet, insister sur les caractères du mouvement fébrile dans l'hépatite. La fièvre a, pour nous du moins, une valeur pathognonomique ; bien entendu, jointe à d'autres symptômes. Seule, elle sera prise pour une fièvre intermittente. On a donc eu raison de la bien décrire. Dans tous les auteurs, du reste, on trouve tous ces caractères. La fièvre pourra donc être ou continue, ou remittente avec exacerbations vespérales très-marquées, comme dans la plupart de nos observations.

Dans plusieurs observations (V, VIII, X), nous trouvons assez nettement les trois stades, frissons, sueurs, chaleur, de la fièvre intermittente. Les caractères du pouls sont euxmêmes très-variables. Tantôt il est développé, fréquent, résistant, tantôt petit, intermittent ; d'autres fois ondulant, mais dépressible. La fréquence du pouls n'est pas toujours en rapport avec l'étendue et l'intensité de la phlegmasie. Faut-il attribuer ce phénomène à la nature de l'organe affecté ? On sait, en effet, que dans les maladies du foie, le pouls est quelquefois ralenti.

Les frissons doivent être observés avec grand soin, car le

(1) Loc. cit.

praticien pourra en tirer de précieux renseignements. Les frissons du début et ceux de la fin de la maladie, n'ont pas du tout la même physionomie. Ceux du début, par exemple, seront réguliers, arriveront à peu de chose près aux mêmes heures; en général, ils redoubleront le soir (obs. V, X.) Si on place, dans l'aisselle ou le rectum, le thermomètre à chaque apparition, on notera alors une élévation de température, comme on le constate dans les fièvres d'accès. Quant aux frissons de la dernière période, ceux là sont caractéristiques. Ils sont en effet beaucoup plus intenses, irréguliers, c'est-à-dire ils reviennent à des époques indéterminées, mais le fait important est celui-ci : le thermomètre présente des oscillations considérables, et ces grandes oscillations répondent à la fièvre de la suppuration.

L'obs. VII nous a offert un exemple frappant de cette marche de la fièvre dans l'hépatite. Au début nous constatons une fièvre rémittente, caractérisée par de petits frissons (le thermomètre ne varie généralement que de 0,5 à 1°), tandis qu'à la fin nous sommes témoins de ces grandes oscillations (1° à 3°) indiquant la fonte purulente. Il y a cependant des cas dans lesquels la fièvre ne présente pas ces caractères de rémission. Nous croyons néanmoins que ces cas sont l'exception. Ainsi, sur dix observations, l'obs. IX seulement nous en fournit un exemple.

Un signe non moins important que la fièvre est l'augmentation de volume de la glande hépatique. Ce signe a naturellement beaucoup préoccupé M. Piorry qui a constaté une augmentation de volume dans 24 cas sur 24. Cette tuméfaction du foie, en effet, fait bien rarement défaut : dans toutes nos observations, nous ne la voyons manquer qu'une seule fois, et même dans ce cas, du moins aux derniers jours de la maladie, l'organe hépatique déborde un peu les fausses côtes. Dans les observations II, III, IV, X, le foie débordait les fausses côtes de plusieurs travers de doigts, et même dans quelques cas la tuméfaction se montrait jusque dans l'hypochondre gauche. Outre l'augmentation de volume, nous avons pu constater dans trois de nos observations un signe de la plus grande importance et qui à lui seul, établissait le diagnostic ; ce signe c'est la fluctuation (obs, V, VI et VII), il va sans dire que ce signe est rare et qu'on le trouve seulement lorsque la collection purulente siége au niveau de la face convexe du foie. Mais on voit de quel secours sont en tous cas la percussion et la palpation faites avec soin. Du reste, si l'augmentation de volume de la glande hépatique n'est pas à elle seule un signe pathognomonique, elle acquiert une valeur très-manifeste quand elle se trouve jointe à la fièvre dont nous avons parlé et à la douleur que nous allons décrire :

Chez la plupart de nos malades, nous avons constaté de la douleur. Elle est très-variable quant à la date de son apparition, quant à sa durée, son siége et son intensité. Comme nous l'avons dit au commencement de ce chapitre, elle a peu de valeur au début. Elle peut manquer, du reste, à cette période; ainsi dans l'obs. I, elle apparaît pour la première fois quinze jours à trois semaines après le commencement de la maladie. D'autres fois, au contraire, c'est elle la première qui attire l'attention du côté de l'organe hépatique (obs. VII). Quant à son siége, il est très-vague. Nous n'avons jamais constaté dans nos observations qu'elle fût bien limitée. Il est difficile, en effet, de faire la part de ce qui revient à l'inflammation du parenchyme glandulaire et à la péritonite plus ou moins circonscrite qui l'accompagne presque toujours.

Quand la douleur est très-généralisée (obs. II, III), on a le plus souvent affaire à une péritonite que révèle, du reste, d'autres symptômes. Quand la douleur est circonscrite, il est impossible de dire si elle est imputable au foie en propre, ou si elle résulte en même temps de l'inflammation péritonéale et de l'inflammation hépatique. Il est certain, toutefois, que l'hépatite seule engendre de la douleur. Dans l'obs. VII, nous avons constaté une douleur très-aiguë et à l'autopsie, nous n'avons pu découvrir aucune trace de péritonite, quoique l'abcès fût situé à la face convexe de la glande. Le plus souvent la douleur s'irradie de l'hypochondre droit à la région épigastrique; quelquefois même dans l'hypochondre gauche (obs. IV, VII, VIII). Une fois nous l'avons vue s'étendre jusqu'à l'articulation coxo-fémorale (obs. I). Ici nous différons des auteurs qui l'ont localisée jusque dans l'épaule droite. Parmi les observations que nous rapportons, nous n'avons jamais vu la douleur irradier jusque-là. La douleur qui, au début, était sourde, devient aiguë, pongitive, exacerbante ; la pression et les moindres mouvements l'exaspèrent, c'est pour cela que la percussion est quelquefois impossible à pratiquer. Cette période d'acuité est de durée variable suivant les individus. Elle fut très-vive chez notre malade et persista ainsi quatre à cinq jours. A un moment donné, cette douleur s'atténue beaucoup (obs. VII), et finit quelquefois par disparaître à peu près (obs. IX). Cette diminution de la douleur répondit, dans l'observation VII, au moment de la formation du pus, et coïncida avec les grandes oscillations thermométriques dont nous avons parlé. La marche de la douleur est donc utile à connaître. Est-elle aiguë? période d'état ; diminue-t-elle et est-elle en relation avec les grandes variations thermométriques; la suppuration a lieu. Quelquefois elle devient beaucoup plus aiguë instantanément; il faut, dans ce cas, prévoir une rupture de la poche purulente (obs. II et III.)

Ces symptômes retracent le tableau des réactions qu'on

trouve dans une phlegmasie aiguë : pouls fréquent, développé, chaleur, sueurs, en même temps que l'organe est augmenté de volume et douloureux.

Nous arrivons maintenant à une seconde série de symptômes qui n'ont qu'une valeur médiocre, par ce fait qu'ils sont loin d'être constants. S'ils se présentent, le praticien doit en faire son profit ; mais qu'il n'y compte pas. Le tube digestif peut être atteint plus ou moins. Presque toujours, la langue est revêtue d'un enduit saburral ; elle est humide, rouge à ses bords et à sa pointe. Plus tard, lorsque les symptômes d'adynamie dominent la scène, on retrouve les caractères bien connus de cette période ; la langue alors est sèche, comme raccornie, recouverte de fuliginosités. Avec cet aspect de la langue, existe une soif ardente, vive. La constipation et la diarrhée peuvent alterner (obs. VII) ; d'autres fois, les selles sont normales (obs. VIII). La constipation est la plus fréquente (obs. IV) et même très-opiniâtre, résistant aux purgatifs ordinaires (obs. IX). La diarrhée s'observe aussi, soit au début (obs. I, II, V) : elle est liée alors à des troubles gastro-intestinaux ; soit à la fin ; mais, dans ce cas, elle devient colliquative, fétide, et se rattache à la suppuration (obs. V, VI). Il faut donc éviter cette confusion, ce qui sera facile en consultant l'état général du malade. Pour les vomissements, nous ferons la même distinction. Ils peuvent se montrer, en effet, au début (obs. I) ou à la fin, ce qui est le plus fréquent (obs. II, III, X) ; ils ont des caractères différents, suivant la période pendant laquelle on les observe. Ceux du début seront biliaires, jaunâtres le plus souvent, quelquefois verdâtres ; ceux de la dernière période seront toujours verdâtres, porracés, comme disent les auteurs. Dans les cas que nous citons, nous n'avons relaté qu'une fois (obs. I) des vomissements dans la première phase de la maladie. Ils arrivent souvent à la fin,

mais le plus ordinairement comme symptômes de la péritonite. Sont-ils dus, en outre, à l'augmentation du volume du
foie, à une gastro-entérite concomitante ? Il est possible qu'ils
soient produits par toutes ces causes, isolées ou réunies ; de
plus, nous pensons aussi qu'ils peuvent exister en leur absence, et se montrer d'une façon sympathique.

Pour Louis(1), il y avait deux symptômes de l'hépatite : l'ictère et la douleur. Nous ne dirons rien du deuxième que
nous connaissons ; quant à l'ictère, c'est un symptôme rare
dans l'hépatite (Frerichs). En effet, sur les dix cas que nous
signalons, une seule fois l'ictère était très-caractérisé (obs. X).
Chez les autres malades, il y avait une teinte particulière, tenant le milieu entre la cachexie cancéreuse et l'intoxication
miasmatique, et que Dutrouleau appelle *pâleur ictérique* ;
chez un malade, cette teinte même n'existait pas (obs. VI). Il
n'est pas surprenant, du reste, que ce symptôme manque si souvent dans l'hépatite, étant donnée la pathogénie de l'ictère,
sur laquelle nous n'avons pas à insister ici. Les selles sont à
peu près normales comme couleur (obs. VII) ; les urines, que
nous avons examinées chez la femme que nous avons pu observer, ne présentaient qu'une quantité très-minime de matière colorante. Ce qui nous a frappé, c'est la diminution de
l'urée. Ainsi, une première analyse nous a donné : 8 gr. 205
d'urée sur 800 gr. d'urine ; une seconde : 9 gr. 625 d'urée sur
600 gr. d'urine.

Les hémorrhagies, que les auteurs ont signalées dans les
affections de la glande hépatique et sur lesquelles Monneret (2)
surtout a attiré l'attention des observateurs, ne nous semblent
pas aussi fréquentes qu'on l'a dit. Ainsi, sur les dix cas que

(1) Loc. cit.
(2) Loc. cit.

nous signalons, deux fois seulement l'hémorrhagie s'est
montrée (obs. IV, IX); cette hémorrhagie s'est manifestée par
de légères épistaxis chez l'un (obs. IX), des pétéchies et des
épistaxis chez l'autre (obs. IV).

La dyspnée est un symptôme que nous avons très-bien constaté chez notre malade (obs. VII) ; nous l'avons vue aussi
dans d'autres observations (obs. VIII, X) ; souvent toutefois
elle a fait défaut. A quoi la rattacher? Le plus souvent, nous
la croyons liée à une lésion concomitante, telle que pleurésie
(obs. VIII), péritonite (obs. X); mais nous croyons aussi qu'en
dehors de ces causes, par les mouvements inspirateurs qui
compriment le foie, par l'augmentation même de la glande,
la dyspnée peut se produire. Dans le cours de la maladie, tel
malade, qui n'avait pas présenté ce symptôme, va subitement
être pris d'une dyspnée intense; dans ce cas, nous aurons
affaire, soit à une péritonite (obs. II, III), soit à une pleurésie. La façon brusque du début sera donc un indice précieux
de ces sortes de complications.

Les auteurs ont insisté, et entre autres Frerichs (1), sur
l'habitus extérieur. Dans l'observation VII, en effet, nous
avons pu voir la justesse de cette remarque. Notre malade a
toujours été, pendant toute sa maladie, dans le décubitus dorsal, position que lui commandait l'atroce douleur que réveil-
lait le moindre mouvement.

Pour être complet dans notre symptomatologie, signalons
deux observations (V et VII) dans lesquelles la circulation cu-
tanée abdominale était très-développée. Nous savons que
cette circulation en retour se produit lorsqu'il y a une com-
pression vers le hile du foie, un obstacle à la circulation de la
veine porte.

(1) Loc. cit.

MARCHE. — DURÉE. — TERMINAISON. — COMPLICATIONS. — La marche et la durée de l'affection sont très-variables. Au début, il y a un malaise général, perte d'appétit, digestions laborieuses, quelques frissons erratiques. Cette période est de durée très-variable aussi. Puis la fièvre s'allume, s'accentue de jour en jour; la douleur l'accompagne, et, comme la fièvre, revient quelquefois par accès (obs. I). Joignez à cela l'augmentation du volume du foie, et vous êtes à la période d'état. Ces symptômes peuvent durer ainsi plus ou moins. Notre malade (obs. VII) présenta ces symptômes cinq à six jours. Tout à coup, la fièvre et le frisson prennent une allure tout autre; le thermomètre indique des oscillations énormes, le facies s'altère. Le plus souvent, c'est à cette période que la pâleur ictérique se caractérise (obs. I). La douleur à ce moment s'atténue et quelquefois disparaît presque complètement (obs. VII, IX). Nous sommes à la période de suppuration. Cette période est variable aussi. Si on fait la ponction, le malade est soulagé et, pendant un certain temps, il semble revenir à la santé, lorsqu'une complication du côté de l'organe respiratoire vient hâter la terminaison (obs. V). La période de suppuration, outre la marche de la fièvre, est caractérisée, dans les derniers jours, par des symptômes ataxo-adynamiques : le pouls devient petit, irrégulier; les extrémités se refroidissent, la langue est sèche, fuligineuse, la respiration se ralentit, les mains et les pieds se cyanosent; il y a du délire ou du subdelirium passager, puis un coma plus ou moins long (obs. I, VII). Dans notre observation, l'affection aiguë, bien caractérisée, a duré une dizaine de jours. En général, la durée est variable de huit jours à un mois, pour prendre un terme moyen.

Parmi les observations citées dans notre travail, nous n'avons pas un seul cas de guérison ; il n'en est pas moins vrai qu'il y a eu des cas d'hépatite guéris. Dans ces cas, on voit les symptômes précédents s'amender peu à peu ; l'appétit revient, le malade reprend petit à petit ses forces. Nous allons, du reste, en citer quelques exemples. M. Gallard (1) rapporte l'observation d'un malade qui guérit momentanément, à l'aide d'émissions sanguines, frictions mercurielles, calomel à l'intérieur. Il y eut récidive; néanmoins le malade sortit guéri. Mais le siége de la douleur et la teinte du malade firent supposer à M. Gallard un point suppuré dans la glande. M. de Ranse rapporte, en 1867, le fait d'un malade atteint d'*hépatite suraiguë*. Il dit : « La plaie fistuleuse de l'épigastre s'est remplie peu à peu, du fond à la surface; l'écoulement a perdu de sa couleur lie-de-vin, est devenu plus franchement purulent, et a diminué rapidement de quantité. L'état général a suivi le progrès de l'état local, » etc. Dutrouleau (2) cite plusieurs cas dans lesquels, après avoir constaté la fluctuation et les signes rationnels d'un abcès du foie, la maladie se termina par résorption. Il semble, en effet, bien avéré aujourd'hui que plusieurs abcès bien enkystés dans le foie peuvent, très-exceptionnellement, se résorber sans ouverture aucune à travers les organes voisins (Budd). Nous en avons assez dit pour montrer que la guérison, après ouverture et même par résolution, est possible.

La marche de l'affection et sa durée peuvent être influencées par la production de complications. On comprend très-bien que, lorsque survient une maladie intercurrente, les chances de salut sont beaucoup plus compromises.

Arrive-t-il une pleurésie, une péritonite? La douleur aiguë, atroce, la dyspnée plus pénible, indiqueront la première; les

(1) Loc. cit.
(2) Mémoires de l'Académie de médecine, 1856.

vomissements porracés, le facies grippé, le pouls filiforme, eront diagnostiquer la seconde. Parmi les observations qui ont servi de base à ce travail, nous avons noté comme complications : la péritonite (obs. II, III, X), la pleurésie (obs. VIII), la pneumonie (obs. VII), la phlébite des veines sus-hépatiques (obs. VIII) et la gangrène de la poche purulente (obs. IX). En dehors de ces faits, les auteurs en ont cité bien d'autres. Ainsi l'abcès peut s'ouvrir et se frayer un passage par des voies bien diverses, ce qui donnera lieu à autant de complications. Nous en citerons quelques-unes pour mémoire et pour être complet ; mais nous n'insisterons pas longuement. L'abcès peut s'ouvrir dans le côlon, dans l'estomac, dans les bronches, à travers les parties molles de la paroi abdominale, et ce sont les cas les plus favorables; dans le péricarde (1). On sera mis sur la voie par les selles purulentes, par les vomissements puriformes, par le changement de couleur de la peau.. Si le pus s'infiltre à travers les éléments du tissu pulmonaire, il y a une gangrène promptement mortelle.

Marroin (2) rapporte une observation dans laquelle, après l'ouverture de la poche dans l'abdomen, le pus avait suivi le trajet du canal inguinal et était venu faire tumeur dans le scrotum, de façon à donner l'idée d'un abcès par congestion. Il fait voir aussi la possibilité de l'ouverture dans le rein.

On voit donc combien sont nombreuses et variables les complications de l'hépatite.

En résumé, la période prodromique est presque insignifiante, car on peut l'interpréter de bien des façons ; elle n'a rien de caractéristique. Sa durée est très-variable. Ensuite s'observent des symptômes inhérents à la maladie elle-même

(1) Morehade, loc. cit. Graves.
(2) Archives de médecine, 1862. Abcès du foie.

et très-caractéristiques, qu'on voit presque dans tous les cas et en même temps. Ce sont : la fièvre, l'augmentation de l'organe, la douleur.

D'autres symptômes, tout à fait accessoires pour ainsi dire, accompagnent les premiers : nous voulons parler des vomissements, de la diarrhée ou de la constipation, de la dyspnée, du délire, de l'ictère, etc. Enfin, dans la période de suppuration, la fièvre et le frisson prennent un caractère particulier, et la douleur s'atténue le plus souvent. Cette période, comme la précédente, est variable suivant les complications, comme nous l'avons vu.

DIAGNOSTIC

Le diagnostic de l'hépatite, d'après ce que nous venons de dire, semblerait assez facile. Malgré cela, des observateurs très-expérimentés ont commis des fautes, fautes du reste inévitables. En effet, il est des cas dans lesquels la maladie est entourée d'obscurités; elle se manifestera, par exemple, par une série de symptômes qu'on pourra rapporter à telle affection qu'on voudra. Les débuts de l'hépatite ne le prouvent-ils pas assez ? Peut-on faire un diagnostic certain? Assurément non. Avec ces signes on arrive à formuler le diagnostic d'embarras gastrique, et c'est en effet avec cette maladie qu'on confond le plus souvent, au début, l'inflammation du parenchyme hépatique.

Rien d'étonnant à cela, car les prodromes de cette dernière affection sont le plus souvent des troubles gastriques et intestinaux, variables en durée et en intensité ,comme nous avons eu occasion de le voir précédemment. A cette période il est presque impossible de reconnaître à quelle manifestation pathologique on a affaire. La percussion elle-même si utile parfois, peut nous induire en erreur. En effet, qui nous dit que avons sous les yeux une hépatite plutôt qu'une simple hyperémie. L'augmentation du foie unie aux symptômes gastriques ne peut-elle pas faire penser à une cirrhose hypertrophique ?

La tuméfaction siége-t-elle à l'épigastre ! On pourra croire à des tumeurs épiploïques. On consultera alors les symptômes genéraux qui, avec la marche, mettront sur la voie. Qui nous prouvera que ce n'est pas un de ces épanchements latents, sans réaction, qui en refoulant le diaphragme, abaissent le foie. L'auscultation dans ce cas nous fournira les renseignements indispensables au diagnostic. Néanmoins elle pourra nous tromper aussi. Dans un cas où le foie avait refoulé le diaphragme. on avait observé les signes d'une pleurésie : matité absolue à la base du poumon droit, absence de murmure vésiculaire. L'erreur fut tellement complète, qu'après une ponction exploratrice, on fit l'empyème. Chaque jour on faisait des injections dans la cavité et ce n'est que sur la table de l'amphithéâtre qu'on vit l'abcès du foie. Quant à la pleurésie elle n'existait pas du tout.

D'autres fois on ǀpourra confondre avec une pneumonie (obs. VIII). Les symptômes d'une affection pulmonaire dominent la scène et l'hépatite passe inaperçue. Baudelocque (1) rapporte une observation d'abcès du foie chez un enfant de onze ans, dans lequel cet état était masqué par l'inflammation du parenchyme pulmonaire. La fièvre avec redoublement vespéral et accompagnée de sueurs profuses, était très-manifeste.

A une période plus avancée, la maladie, quoique mieux accusée, n'en est cependant pas moins difficile à reconnaître.

(1) *Gazette médicale* de Paris, 834.

La douleur, en effet, dont nous avons fait un signe très-important, est loin d'être pathognomonique. C'est un signe commun à bien des maladies. Pouvons-nous nous baser sur son siége ? Non le plus souvent. Nous avons vu dans la symptomatologie que sa limite était loin d'être précise. Tantôt elle siége dans l'hypochondre droit avec irradiation à l'ombilic, à la hanche; tantôt elle se généralise à l'abdomen. Quant à son intensité, nous ne sommes pas plus renseignés; très-aiguë, pongitive, lancinante parfois, elle sera d'autres fois sourde et intermittente. La douleur peut tenir aussi à une péritonite généralisée (obs. II et III), à une pleurésie (obs. IV et V, II).

Elle n'est pas toujours spontanée, la pression seule la réveille Dans ce cas, s'il y a ictère, elle fera distinguer la congestion inflammatoire de l'ictère simple. Tient-elle à une péritonite circonscrite et à une péritonite sus-hépatique, par exemple, le diagnostic sera presque impossible. M. Foix (1) a montré que ces péritonites s'accompagnaient de douleurs, de frissons répétés. Que le foie pouvait être abaissé par la collection liquide, et qu'à l'autopsie on trouvait une dépression dans le tissu hépatique au niveau de la péritonite, dépression qu'on avait prise pour de véritables abcès du foie. On voit donc combien le diagnostic est délicat.

Quant aux complications, soit péritonéales, soit pleurales, nous avons une distinction à faire au point de vue du diagnostic. Ces affections peuvent se produire subitement, par perforation, ou bien au contraire se manifester à la longue par propagation de l'inflammation. On sait, du reste, que dans ces derniers temps on a montré la possibilité d'une relation entre une péritonite et une pleurésie. Dans ce cas les vaisseaux lymphatiques servent de voie de transport aux produits morbides. Dans l'un et l'autre cas, les symptômes

(1) Des péritonites circonscrites de la partie supérieure de l'abdomen. Thèse inaugurale, 1874.

Dubain.   4 varieront. A-t-on affaire à une perforation, on observera une douleur subite très-aiguë avec dyspnée intense, épanchement rapide ou vomissements, selon les cas. Si l'inflammation s'est propagée, on observera des symptômes analogues à un moment donné, mais leur marche aura été très-lente. Toutefois on ne sera pas surpris de les voir apparaître.

La fièvre elle-même, à notre point de vue si caractéristique, peut être prise pour une fièvre intermittente. Dans ce cas, le sulfate de quinine servira de pierre de touche et jugera la question. En effet, la fièvre due à l'inflammation hépatique ne cédera pas à cette médication, malgré toute la persistance qu'on y mettra, il n'y aura même pas d'amélioration (obs. 1).

Si on a pris d'autres maladies pour des abcès du foie, réciproquement on a fait des abcès du foie là où il n'y en avait pas. Quoique nous ayons déjà signalé ce fait plus haut à propos des péritonites hépatiques, nous y revenons pour montrer son importance. Des reins suppurés peuvent refouler le foie en avant et induire en erreur. M. Gallard (1) cite un cas même dans lequel, en ouvrant le corps, il était difficile de voir le rein suppuré avant l'extraction du foie. Voici un autre exemple (2) qui montre combien est grande la difficulté de distinguer un abcès probable du foie d'avec une tumeur du rein droit. Des signes de péritonite circonscrite assez graves empêchaient toute exploration, la tumeur se prolongeait jusque dans le flanc droit et était ébranlée par la pression à la légion lombaire droite. On n'observait, il est vrai, aucun trouble appréciable des urines qui ne contenaient ni albumine, ni pus, mais il n'y avait aucune trace d'ictère, et dans le lieu d'observation (Paris), les affections des reins sont plus fréquentes que les abcès du foie.

On a conseillé la ponction exploratrice suivie de l'examen

(1) *Union médicale*, 1871.
(2) Pathologie interne, Hardy et Béhier.

du liquide évacué. Ce moyen en effet apporterait une vive lumière, et comme l'a dit M. Laboulbène, devant la Société médicale des hôpitaux, la présence des cellules épithéliales et la nature de ces cellules pourraient permettre de trancher la question entre un abcès du foie et un abcès intra-périto-néal. Mais peut-on toujours mettre ce conseil en pratique? Le plus souvent la fluctuation fait défaut, alors on opère dans le vague ce qui n'est pas sans danger; si la fluctuation existe, la manœuvre n'est pas moins périlleuse (obs. V). Ne vaut-il pas mieux parfois laisser aller les choses plutôt que d'ex-poser le malade à des accidents la plupart du temps mortels?

En somme lorsque nous rencontrerons chez un malade de la fièvre, et une fièvre avec les caractères que nous lui con-naissons, de la douleur, de la tuméfaction de la région hy-pochondriaque droite, nous pourrons présumer une hépatite, dont nous affirmerons l'existence lorsque nous nous serons assurés que l'appareil pulmonaire est indemne. Si parfois il existait des vomissements, nous examinerions leur couleur, leur fréquence, et cet examen, contrôlé, par l'inspection du pouls, nous assurerait notre diagnostic. Les vomissements sont-ils verdâtres, porracés, avec un pouls filiforme, dépres-sible, c'est une péritonite. Sont-ils au contraire bilieux et viennent-ils dans le cours de la maladie et coïncidant avec un pouls fréquent, mais plein, nous sommes en face d'une hépatite. Nous ne nous arrêterons pas plus longtemps sur ce chapitre dont on a vu toute la portée; mais, pour être complet, nous terminerons en disant que nous ne nous efforcerons pas d'établir le diagnostic entre l'hépatite aiguë et l'ictère grave, la colique hépatique et l'infection purulente. Ces ma-ladies, en effet, diffèrent autant par leurs symptômes, leur marche, que par leurs lésions anatomiques.

PRONOSTIC

Le pronostic nous paraîtrait toujours fatal, si nous en

jugions d'après les faits que nous rapportons. Heureusement il n'en est pas toujours ainsi. Néanmoins le pronostic reste fort grave. En effet, un organe tel que la glande hépatique n'est pas menacé dans sa vie propre sans qu'il y ait un retentissement plus ou moins sérieux sur tout l'organisme. L'affection emprunte encore sa gravité aux complications. Si l'abcès s'ouvre dans la plèvre, il s'en suivra une pleurésie purulente dont la terminaison ne sera pas douteuse. Le pus arrive-t-il dans le poumon, il occasionnera une gangrène pulmonaire. Si le liquide purulent fait irruption dans le péricarde (Graves, Morehead), on pourra avoir une mort subite par syncope. Parmi nos observations nous avons pu remarquer un cas peu fréquent et dont la gravité ne le cède guère aux autres complications. L'obs. VIII nous a fourni les preuves, à l'autopsie, d'une phlébite des veines sus-hépatiques. Quoique le malade ait succombé aux suites de l'hépatite, il n'en est pas moins vrai que dans ce cas la gravité était bien plus grande.

Nous avions à craindre, en effet, une embolie pulmonaire dont on connaît l'issue trop souvent funeste.

Dans l'obs. IX, exempte des complications ordinaires, nous avons constaté qu'après un mieux sensible, sous l'influence de la sortie ménagée au pus, ce liquide devint tout à coup d'une fétidité extrême, gangréneuse, qui résista à tous les moyens employés. Le malade mourut dans une hecticité très-grande. L'abcès se fait-il jour dans la cavité péritonéale, la péritonite qui en résulte est fatale, à moins cependant que le pus ne soit enkysté, ce qui est peu fréquent (obs. II, III). Le pus, disent les auteurs, peut encore produire des décollements irréparables, quand il se fait jour dans certaines régions.

En dehors de ces cas désespérés, il y a des malades chez lesquels le pronostic est plus favorable. Ce qu'il faut désirer c'est que l'abcès s'ouvre ou à travers les parois abdominales, ou dans le côlon, les voies biliaires, l'estomac. Dans ces cas, en effet, il ira au dehors ou directement ou par des voies plus ou moins détournées : fèces, vomissements. Quand il peut s'établir des adhérences entre le diaphragme et le poumon, on a la chance que le pus fasse irruption directement dans les bronches, auquel cas une terminaison heureuse peut arriver après le rejet de plusieurs vomiques plus ou moins considérables. Ainsi Fauconneau-Dufresne a pu colliger dix cas de cette espèce, sur lesquels il a trouvé cinq guérisons. Dans les cas mêmes où l'affection semble prendre une bonne tournure, on doit se rappeler que des accidents formidables peuvent survenir à l'improviste. On ne sait pas bien, en effet, quel est le nombre des abcès, quelle est la direction qu'ils prendront pour s'ouvrir (Frerichs). Souvent la guérison n'est que temporaire et la convalescence imparfaite, lorsque, après l'évacuation du pus, il reste une fistule qui ne peut réussir à se cicatriser. Les malades éprouvent de la langueur dans les voies digestives, ce qui amène à la longue une émaciation considérable. Enfin il y a presque toujours un état subinflammatoire qui produit des altérations irréparables dans le foie. Quoique le pronostic nous paraisse très-mauvais, il l'est moins que pour l'hépatite des pays chauds. Nous avons rapporté, dans notre chapitre des terminaisons, deux cas de guérison (MM. Gallard et de Ranse) (1) ; nous en signalerons pour terminer un troisième relaté par M. Périer (2).

ETIOLOGIE

Le nombre des cas d'hépatite, dit Frerichs, où une genèse évidente ne peut être établie, est assez considérable.

Les observations que nous avons rapportées rentrent dans

(1) Loc. cit.
(2) Mémoires de médecine et de chirurgie militaire, 1851.

ces cas, et leur étiologie n'est pas chose facile. Aussi nous serons réduits à ne faire, jusqu'à plus ample informé, que de pures hypothèses. Jusqu'à présent on avait admis comme cause fréquente de l'hépatite les chaleurs tropicales. Franck nie que cette action soit une des causes les plus énergiques des inflammations du foie. Louis (1), dans son mémoire, dit : « Comment avons-nous été assez maltraités par les circons= tances pour n'observer cette maladie qu'en mars, avril, octobre et décembre. » C'est moins à la chaleur qu'aux va- riations atmosphériques qu'Andral (2) attribue les maladies du foie. Pendant le jour, la plus grande partie du fluide san- guin se porte vers la peau surexcitée par la chaleur brûlante ; quelques heures après, s'établit un mouvement inverse par suite duquel l'appareil veineux abdominal, dépourvu de val- vules, et n'étant plus que faiblement appuyé par l'impulsion artérielle, s'engorge. Le sang stagne particulièrement dans le foie ; l'appareil de la veine porte est dans un collapsus pro- fond ; quelquefois même, le foie s'enflamme et la terminaison la plus fréquente de cette inflammation est la suppuration. On avait donc entrevu qu'il y avait autre chose que la cha- leur comme prédisposant à l'hépatite. On sait aussi quel rôle important est joué dans la genèse de cette affection par les maladies intéressant le tube digestif et particulièrement les ulcérations provenant de la dysentérie. Nous savons aujour- d'hui qu'on observe des cas d'hépatite en dehors de toute complication gastro-intestinale. On a fait jouer aussi un rôle très-important, surtout dans les pays chauds, aux fièvres intermittentes : et, en effet, l'intoxication paludéenne jointe au climat et au genre de vie, a une influence incontestable. En dehors de ces causes générales, nous avons des causes mécaniques. Les calculs biliaires, par exemple, engagés dans

(1) Loc. cit.
(2) Clinique médicale, t. II, 1834.

les canaux biliaires, irritent ceux-ci et peuvent donner lieu à
une inflammation de la glande. Les chirurgiens ont tous
observés des abcès du foie à la suite de contusion directe sur
la région hépatique, et non comme on le croyait autrefois à
la suite des plaies de la tête. Les hémorrhoïdes enflammées,
les ulcérations cancéreuses de l'intestin peuvent devenir le
point de départ des abcès hépatiques par le même méca-
nisme que les ulcérations dysentériques. La pyohémie donne
lieu à des abcès dits métastatiques du foie et des autres organes. En dehors de ces causes bien connues on a encore
signalé comme cause d'inflammation de la glande hépatique les chagrins, les émotions morales pénibles, vives, le
refroidissement.

Dans nos observations nous n'avons pu relever aucune de
ces causes, si ce n'est la dernière, cause qui est déjà presque
l'exception dans nos climats. Aussi ne saurions-nous nous
ranger à la théorie de M. Périer (1) qui dit que « si la préexis-
tence de la dysentérie aux abcès du foie est, pour les pays
chauds, la loi générale ; pour d'autres lieux, en France, par
exemple, cette loi n'est changée qu'en ce que, lorsqu'il n'a pas
existé avant l'abcès d'altération ulcéreuse du gros intestin,
on constate qu'à la place de celle-ci, *toujours* ou *presque toujours*, il y a eu autre part que dans le foie une altération de
tissu avec secrétion purulente. » D'après lui, le foie ne serait
donc atteint que consécutivement. Il suffira de jeter un
coup d'œil sur ce travail pour voir qu'il s'agit là d'une simple
vue de l'esprit. Pas une de nos autopsies n'atteste non-seu-
lement d'altérations intestinales, mais nulle part on ne découvre le moindre point suppuré. Pour nous il est évident
qu'il y a des abcès du foie sans cause appréciable jusqu'à
cette heure.

(1) Loc. cit.

Ainsi plusieurs de nos observations (I, II, III, IV, V, VI) nous fournissent les preuves de ce que nous avançons. Nous avons tenu à rapporter, à cause de cela, des observations contrôlées par l'autopsie. Dans aucune de celles indiquées plus haut, l'autopsie n'a révélé la moindre lésion pouvant expliquer la formation d'abcès hépatiques. Ne pourrait-on pas dans ces cas attribuer cette suppuration à un état général quelconque, mal défini il est vrai, mais existant probablement? Nous voyons des individus surmenés, placés dans de mauvaises conditions hygiéniques. faire de ces phlegmons bâtards, à marche toute spéciale. Pourquoi ? Nous n'en savons trop rien ; nous ne pouvons expliquer l'apparition de cette phlegmasie, et cependant nous la constatons. Nous savons très-bien que la texture de la glande hépatique est formée tout autrement que les éléments du tissu cellulaire, et que par suite l'inflammation y est moins fréquente, aussi les phlegmasies du foie sont-elles beaucoup moins communes. Ainsi Andral (1) rapporte l'histoire d'un jeune homme qui, après avoir fait à cheval une course fatigante, fut attaqué d'une affection fébrile pour laquelle on ne put découvrir aucune cause locale. Le quatrième jour apparurent des accès de frisson et une céphalalgie intense ; la langue devint blanche, l'appétit disparut ; la constipation était opiniâtre. Le douzième jour le malade commença à délirer ; le dix-septième il succomba. Pendant toute la durée de la maladie, l'épigastre et l'hypochondre droit étaient restés mous et indolores ; il n'y eut ni vomissement, ni ictère ; ce fut en vain que, pour découvrir une lésion locale, on examina les divers organes.

A l'autopsie, aucun organe ne présenta d'altération importante. Le foie lui-même, au premier abord, sembla nor-

(1) Loc. cit.

mal jusqu'au moment où un coup de scalpel, donné au hasard, fit découvrir un abcès gros comme une orange que remplissait un pus jaunâtre et inodore, et qui était entouré de substance hépatique rouge et ramollie.

Dans ce cas, est-il possible d'attribuer la maladie à une contusion due aux secousses imprimées par le cheval? Nous ne le pensons pas, car dans ce cas, les chirurgiens militaires seraient à même d'en signaler de plus fréquents exemples. Ce cas semble rentrer dans ce que nous disions tout à l'heure. Nous avions probablement affaire là à un jeune homme sous l'influence d'un état de faiblesse, d'épuisement quelconque, chez lequel la maladie a pu germer facilement?

A côté de ces observations, dans lesquelles nous ne pouvons saisir la cause de l'affection, s'en présentent d'autres peut-être moins obscures. Ainsi, les observ. 7 et 8 se rapportent à deux marchandes des quatre saisons. Ce métier est pénible et très-fatigant, exposé aux intempéries de l'air. Plusieurs causes peuvent donc être invoquées : le refroidissement dans ces cas a pu jouer un rôle, la fatigue doit aussi être prise en considération. Mais on pourrait, ce nous semble, invoquer ici une cause spéciale. Les gens qui exercent cette profession poussent constamment devant eux une petite voiture, et s'aident souvent, surtout pour *démarrer*, de la région abdominale, et le plus fréquemment de la région hépatique. N'y aurait-il pas là un traumatisme, cause connue il est vrai, mais un traumatisme tout particulier, qui aurait agi à la longue et par le simple frottement de cette région contre les parois du véhicule? Ces hypothèses, tout hasardées qu'elles paraissent être, ne nous semblent pas indignes ni de discussion, ni d'examen.

Enfin, nous finirons ce chapitre en signalant une cause très-fréquente dans les pays chauds, mais très-rare dans nos climats, et dont nous n'avons trouvé nulle part la mention. Les observ. IX et X nous offrent des exemples d'individus qui, à la suite d'excès alcooliques, furent pris d'hépatite. Ces faits sont d'autant plus dignes de remarque, que ni l'un, ni l'autre n'étaient âgés, et que l'un surtout (obs. X) était très-sobre en temps ordinaire.

TRAITEMÉNT.

Nous n'insisterons pas longtemps sur ce chapitre qu'on trouvera bien fait dans tous les auteurs. Au point de vue du traitement, nous avons deux périodes à enregistrer. La première, pendant laquelle nous voyons se dérouler le cortége des accidents inflammatoires ; la seconde, dans laquelle survient la suppuration avec toutes ses conséquences.

Nous conseillons dans la période aiguë, inflammatoire, le traitement antiphlogistique. Souvent, par des saignées locales (sangsues ou ventouses scarifiées), on apportera un véritable soulagement au malade. On atténuera ainsi la douleur, et, avec de la persévérance, on parviendra quelquefois à amener la diminution de l'organe. Nous joindrons à ces saignées des purgations salines légères répétées fréquemment. On obtiendra ainsi une dérivation salutaire. Cependant, s'il y avait du côté des organes gastro-intestinaux quelques contre-indications, il faudrait être très-réservé dans l'administration de cette médication. Le calomel a été donné, et semble avoir assez bien réussi. Les Anglais même ont adopté les préparations mercurielles, auxquelles ils ne craignent pas d'attribuer des cures merveilleuses. Il y a évidemment exagération. Voilà à peu près à quoi se bornera le traitement palliatif.

Quand on a constaté par hasard la fluctuation, doit-on

toujours donner issue au pus ou attendre dans l'espoir d'une rétraction des parois?

Il faut ouvrir, car c'est toujours le devoir du médecin de soulager quand il le peut. Par ce moyen, en effet, on apportera un véritable soulagement (obs. IX).

On connaît les diverses méthodes pour ouvrir ces sortes d'abcès. Nous ne les citerons que pour mémoire. On pourra donc employer indifféremment les procédés de Récamier, de Bégin, de Jobert. Quelquefois, lorsqu'il y aura urgence, il ne faudra pas hésiter à employer le bistouri (obs. IX).

L'abcès ouvert, que fera-t-on? Il faudra toujours faciliter l'écoulement du pus par des drains, par des injections. Les injections alcoolisées seront une bonne chose comme désinfectant; si le pus devenait trop fétide, on emploierait le permanganate de potasse. On n'aura recours aux injections iodées que lorsque la suppuration sera moins abondante. En dehors du traitement local, il faudra instituer un traitement général qui a une importance peut-être plus considérable. Il faudra soutenir les forces du malade, et pour cela recourir à la médication tonique. Dès qu'on le pourra, il sera bon de mettre le malade au grand air.

A la période de convalescence, comme le foie sera toujours sur l'éveil, et que la moindre chose donnerait lieu à une nouvelle poussée aiguë, il faudra être très-attentif. On veillera surtout à l'alimentation. On évitera de jeter, par l'absorption intestinale, dans le sang du foie, des substances capables d'irriter l'organe. On défendra sévèrement les boissons stimulantes (alcool. café), l'usage des condiments, nourriture trop végétale. On agira sur la sécrétion biliaire : boissons alcalines (eau de Vichy, etc.); on joindra au calomel des purgatifs drastiques. Nous en avons fini avec le traitement.

Nous aurions pu nous livrer à des discussions nombreuses tant sur le traitement, que sur les autres parties de l'hépatite suppurée. Mais nous nous serions éloigné de la tâche que nous nous étions proposée. Notre but était de rapporter une série de faits rares dans nos pays, et d'attirer l'attention des observateurs sur ce sujet, afin que plus tard ils puissent en faire une étude complète.

CONCLUSIONS

Nous terminerons en disant que :

1° L'hépatite est moins rare dans nos pays qu'on ne le croyait antérieurement.

2° La fièvre emprunte à l'affection un caractère tout spécial et doit éveiller l'attention du côté de la glande hépatique toutes les fois qu'en même temps on constatera de la douleur dans cette région et une augmentation du volume de l'organe.

3° L'inflammation du tissu hépatique peut reconnaître, en dehors des causes jusqu'à présent signalées, une étiologie mal déterminée, sur laquelle nous avons appelé l'attention.

A. Parent, imprimeur de la Faculté de Médecine, rue Mr-le-Prince, 31.

TRAITÉ
D'ANATOMIE TOPOGRAPHIQUE

AVEC

APPLICATIONS A LA CHIRURGIE

PAR P. TILLAUX

DIRECTEUR DES TRAVAUX ANATOMIQUES DE L'AMPHITHÉATRE DES HÔPITAUX DE PARIS
PROFESSEUR AGRÉGÉ A LA FACULTÉ DE MÉDECINE
CHIRURGIEN DE L'HÔPITAL LARIBOISIÈRE

VIENT DE PARAITRE:

LE DEUXIÈME FASCICULE

CONTENANT

COLONNE VERTÉBRALE, COU, MEMBRES SUPÉRIEURS ET THORAX

303 pages grand in-8, avec 73 Figures tirées en noir et en couleur. PRIX : 7 fr.

Le 3e et dernier fascicule contenant l'ABDOMEN, le BASSIN

et les MEMBRES INFÉRIEURS, est sous presse.

RECHERCHES EXPÉRIMENTALES ET CLINIQUES

SUR LE MÉCANISME DE LA PRODUCTION

DES

LUXATIONS COXO-FÉMORALES EN ARRIÈRE

Par le Dr P. TILLAUX

CHIRURGIEN DE L'HÔPITAL LARIBOISIÈRE

In-4° avec 9 planches. Prix : 4 fr.

Paris. — A. PARENT, imp. de la Faculté de Médecine, rue M.-le-Prince, 31.

www.ingramcontent.com/pod-product-compliance
Ingram Content Group UK Ltd.
Pitfield, Milton Keynes, MK11 3LW, UK
UKHW021649130726
13696UKWH00004B/1505